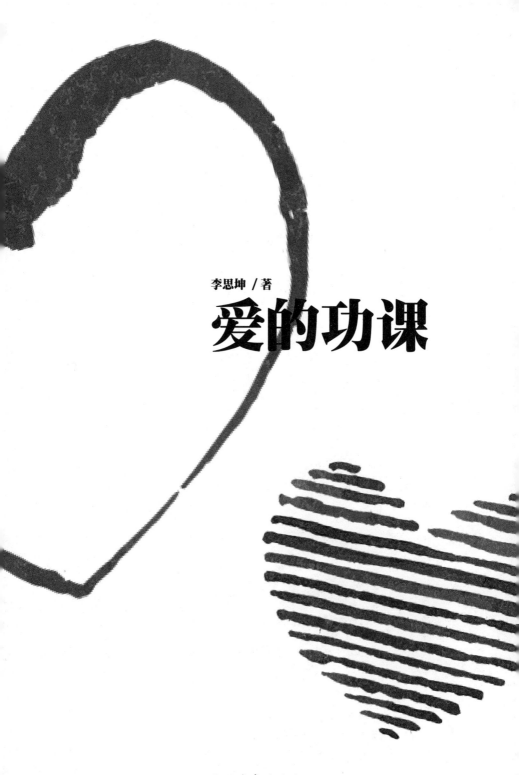

李思坤 / 著

爱的功课

中国青年出版社

(京)新登字 083 号

图书在版编目(CIP)数据

爱的功课 / 李思坤著. —北京：中国青年出版社，2016.12
ISBN 978-7-5153-4627-4

Ⅰ.①爱… Ⅱ.①李… Ⅲ.①心理保健 – 通俗读物 Ⅳ.①R161.1-49

中国版本图书馆 CIP 数据核字(2016)第 305933 号

爱的功课

作　　者：李思坤 / 著
责任编辑：吕　娜　李璐依

出版发行：中国青年出版社
经　　销：新华书店
印　　刷：三河市君旺印务有限公司
开　　本：670×970　1/16 开
版　　次：2017 年 2 月北京第 1 版　2017 年 11 月河北第 2 次印刷
印　　张：13.5
字　　数：200 千字
定　　价：39.00
地　　址：北京市东城区东四 12 条 21 号
中国青年出版社　网址：www.cyp.com.cn
电话：010-57350346/349(编辑部)；010-57350370(门市)

本图书如有印装质量问题，请凭购书发票与质检部联系调换　联系电话：(010)57350337

平静从我开始……

目录 |

序言

　　这些年，见到形形色色的人，似乎都在追求心灵成长，但层次却不一样。有些人只是浅浅地玩一玩，找些小感应，随着兴趣自生自灭，有些人是在学问中打转，消遣于名词术语中，而思坤是那种将生命投入其中的人。生命包括所思所想所做，时间空间以及金钱，很少有人倾囊学法。但是，我确信多次去印度的思坤有这个经验，当中国经济腾飞，很多人都想尽办法赚大钱的时候，她将自己的聪明和生命用在了求道上。

　　人为什么要求道？因为俗人道太窄了，遭遇到挫折，经历过戏弄才知道凡夫道的有限。为了能够自由奔跑、跳跃撒欢儿飞腾就需要光明大道，为了求得这个究竟解脱的光明大道"思"——"坤"开始思考"坤道"——那个柔美丰盛的爱，并回归与之合一。这本书就是她求道、修道、悟道的心灵展现，也是一位现代瑜伽女的率真表白。

　　因为本身是用生命来求道的人，思坤非常理解道友们面临的各类境况。2009年喜乐能量营之后，在去五台山的途中我与她探究，如何去帮助更多的人心灵成长，其中包括设立"新世纪基金会"去帮助一些修道人走出经济困境。记得当时她的表情和眼神，是一种诚挚的关切和牵挂。在以市场经济为主流形态的社会中，用出世的心做入世的事，需要很大的勇气和对人性本善的真知真爱。记得上师姥姥益西措姆经常重复的一句话:"颠颠倒,颠倒颠,不颠不倒不涅槃"。我不知道思坤经历了多少颠颠倒倒的考验和将来会经历什么样的考验。在此请允许我为她祝福,还是那句老话:好吃好睡,不要太累……

同时,也为这本书的读者们祝福:

请用真爱去经验爱的课程!

源淼

2009 年 10 月 18 日

美国北加利福尼亚州

自序

找到自由,找到爱

2002 年,一次很偶然的机会,我去参加一个四天的管理培训课程。课程结束后,我突然发现,其实传授的不是关于管理的,而是关于心理学的。说实话,它一下子就勾起了我的好奇心。因为还在读大学的时候,我就读了很多哲学及心理学的书,记得大学一年级读弗洛伊德《梦的解析》,我发现晚上做梦的时候经常会经验到两个意识,一个意识在做梦,然而梦里还有一个清醒的意识在分析着自己的梦。话说回来,当时我的感觉是自己接触到的这个学问和我所理解的传统心理学很不相同。如今回想起来,NLP 还是偏脑科学的,多年之后,终于在中国广为人知并大面积地流行起来。而那时候这个学问对我来说,就有如天外来客,一下子就激起了我的好奇心。

借由 NLP,我开始走上了内在成长的道路。一开始上一些心理学的课程,也请老师做个案治疗。很快我就发现,心理学已经越来越无法满足我内在对真理与实相的渴求了。因此,我开始接触很多心灵培训的课程与技巧。在心灵培训的路上走得越久,我也就越来越明白,正是这份对真理的渴求让我在这条路上一路飞奔,没有什么事情可以阻止我,让我停下,没有什么困难可以困住我,让我却步。我在多年自我困惑之后终于找到了一条走向自由的道路。

从小到大,我都算是一个一帆风顺的人。成绩好,名列前茅,积极参与各项文娱活动,成绩颇佳。在学校一直都是受老师和校长青睐的品学兼优的学生。回忆起来,我是我们那个年代里少有的"自由孩子",父母给我最大的自主权,我可以自行安排自己的一切,该学习时学习,该玩时玩, 他们也很少会像现在的家长那样担心未来的我要做些什么。很多次,当人们问起我父母给我的教育时,我会不假思索地说出一个词"民主"。是的,我是在一个给我充分自由和民主的家庭环境中长大的。记得从我很小的时候开始,凡是跟我有关的事情,我的父亲都会和我商量,让我自己做决定。

上大学之前,我都是一个让家长和老师省心的孩子,乐观、积极、向上,永远是学校里的活跃分子。因此,我的青春叛逆期来得似乎比一般孩子要晚,直到我上大一的时候,一个月的军训,一下子让我对"自由"有了强烈的自我意识。我骨子里的叛逆也开始萌芽,以至于之后我对于任何形式的钳制、制约与束缚都变得极度敏感,而寻找自由便成为我成长过程中最重要的议题之一。

大学的日子仍旧过得很滋润,和中学时代不同的是,我不再过多地参与到社团活动中,而是更多地活在自己的内心世界里,更多地经验性格中沉静的一面。少年时较少表现出来的浪漫主义与布尔乔亚式的甜美感伤,让我在我心爱的大学——那家以自由浪漫而著称的学校里得以尽情地发挥。我常常喜欢用"做白日梦"来描绘自己当年的大学生活。

好运总是一如既往地降临在我的身上,我这个天天做梦嗜睡逃课的人,居然又被系里保送了研究生。读研的时光过得飞快,三年的时间大多都让我挥霍了。但毕业分配,我又十分幸运地分到了一个人人羡慕的新闻机构。

　　接下来，我的好日子也快到头了。我不是指外在，外在的一切都不错，我有一份很好的工作，工作上也总是能得到欣赏；很好的收入，不错的社会地位以及一个为我着迷的男人，如果我愿意像其他人一样甘于生活的平凡，我想我会是过得最舒服的那一个。可是，随着时间的推移，我内在的不满与困惑却越来越强烈。

　　我学的是新闻专业，曾经的理想就是要做一个"为民请命"、有社会责任感的记者，而我确实去了一个这样的媒体，它以敢讲真话而出名。很快我就发现这其中的荒谬性。一方面，我发现记者所能做的改变实在是太有限了，几篇文章对于整个社会来说，力量是微乎其微的；另一方面，我发现很多新闻界的同仁会产生一种错觉，觉得自己是救世主。对不起，我在这里这样说没有丝毫批判损毁的意味，这是整个新闻界但凡讲点社会良知的人都很容易出现的错觉。而我的感觉却正好相反，我觉得只是社会分工的不同，我们的职业只是一个看上去很美的饭碗而已，没有理由从这份职业中获得任何高人一等的感觉；另一方面，工作让我有机会接触到很多的社会精英分子。但是，当我面对面地跟他们谈话的时候，我总是发现面具背后的虚妄，他们中有很多人被这个社会称为"成功人士"，可是，我发现的是他们成功的背后却是心灵的匮乏。

　　我承认，在相当长的一段时间里，我变成了一个愤世嫉俗，甚至是相当尖酸挑剔的人，总能从很多现象的背后看见荒谬，总是看到人性的丑恶。我开始变得消极，变得充满负面情绪，这让我感觉特别痛苦。可想而知，我当时的人际关系也十分糟糕。有两三年的时间，我脑子里反复出现的一个词就是"逃离"，我不知道自己要逃向哪里，只是觉得眼下的生活不是自己所想要的，总是感觉自己生活在别处。我想，如果我的生命就是去等待一个被安排好的结局，那这样的人生味同嚼蜡。如今回想起曾经的日子，那时候太多的精神灵性上的愤懑，我一直想探索终极的意义和真理，我想找寻人生真正的目的，从而对自己与他人内在真实性的要求近乎苛刻，对精神上的富足有着强烈的渴求，可我无法向众人诉诸衷肠、无法求得精神慰藉。那真是我人生中最灰暗的几年，无关外在，只关内在。我的整个身心都处在无边的黑暗之中。那时的我内分泌严重失调，情绪随时失控，躁郁症伴随我那几年身心颠沛流离的日子。

我是一个很喜欢放弃的人，这可能源于从小到大一切都得到的太容易，人生路途过于顺利。回头看看，无论是物质还是爱与认同，对我而言，都唾手可得。这一份来得容易，让我直到三十岁之前，都不懂得感恩，不懂得珍惜，即使在亲密关系中，都是那个刁蛮任性的建宁公主。

我放弃了那份人人羡慕的工作，离开了自己的小家庭，想要寻找一种新的、自由自在的生活方式，可是，什么才是真正的自由，我其实并不知道。我曾经在短暂的一段时间内认为"赚越多的钱就越自由"。但很快就发现，那根本不是我想要的。对于自己的工作我也做出了结论，工作是我实现创造的一种方式，如果在工作中无法创造，那就应该立即停止。因此，接下来的几年里，我平均一年半就要换一次工作，一旦我学会一样新东西，并在不断重复工作的时候，我就会想方设法地离开它。当明白之后，我对工作地选择就变得简单明了。好在，内在的成长，是一条永不重复也永无止境的路，所以，心灵成长就成了我的工作，是我灵魂的最佳选择。

对于亲密关系，也是我最重要的人生课题。30岁那年，我离婚了，虽然这是我一直想要的结果,回溯过往,甚至在结婚的那一天,我就清楚地听到内在的声音不停地回荡:"我是要离婚的"。可是,当它真正呈现在我面前时,却发现婚姻就如同两棵长在一起很久的植物,一下子连根拔起,自己也痛不欲生。这个痛让我停下来反思,错在哪里?有很长的一段时间,我的焦点永远放在外面,是社会的错,是别人的错,是他的错。那我呢?我有没有错呢?从那时,我的目光开始转向自己的内在。这也是我第一次真正地看向自己的内在,因此,回想起那段人生经历,我心怀感恩。

诚然,我开始了一段又一段的亲密关系,我是个典型的"爱情上瘾症"患者,我曾经自嘲说,年轻时的我,不是在恋爱,就是在幻想恋爱的路上。我谈了很多场的恋爱,甚至从来没有失恋过。直到我遇见生命中真正爱着的那个男人,彼此的那段关系才让我真正成长。现在回想起来,这些也许都是灵魂给我安排的奇特功课,那些匪夷所思的发生,一次又一次就是为了让我去看、去想、去思考那躲藏在爱情背后的人生意义。

这么多年的追寻,就是为了爱!这是每个生命最终极的选择与追求。而这些年的成长让我一路挖掘,通过不同的课程、静心、瑜伽,各种各样的方法与探索内在的道路,以及生命中的种种关系,在自己的身体、心理以及心灵上深度探索,挖掘自己的内心,并最终在那里找到了爱。是的,这就是我要找的!我曾经执着的向外寻找是多么傻的一件事情。而今,终于让我找到它,它就在我的内在,它始终都在!这是一个多么美好的发现啊!而我人生当中的两个重要议题——爱与自由,都在心里。爱就是自由,当你找到了爱,就找到了自由,而爱就是宇宙至高无上的真理,就是这么简单!

所以,这本书,我称为《爱的功课》,因为它记录的是我这么多年来成长的点点滴滴,是我在寻找爱的道路上的一次次功课的总结。请不要把它当成任何的教导,它来自于我个人生命的分享,因为我知道,当每一个生命来到这个世界时,都是来做同样的功课的,此生的目的就是为了让我们找到内在的爱。假如,我的个人经验对于你来说,是有参考价值的,那是我的荣幸,因为,爱最美好的品质之一,就是分享。

所以,我亲爱的朋友,如果你喜欢我的分享,觉得它对你有一点点的帮助,那么,也请你,把它分享给你生命当中至爱的那些人。

四年多以前,我离开了我熟悉的传媒行业,开始了心灵成长的培训工作,对我来说,这四年的旅程,是一个巨大的生命礼物、一场持续而深刻的蜕变,它源自于我想要跟更多的人去分享的爱与勇气,而它所带给我的磨炼,让我对真理的追求,由轻轻飘荡的蒲公英变为春泥亲吻大地。而如今,它早已经变成了一份踏实而坚定的生命守护。

感恩我生命中遇到的每一个人,每一件事,感恩那些曾经教导过我的老师们,感恩宇宙上师,无论以什么样的形式,你们都让我一次次地找到爱、找到真理,在自由的路上策马扬鞭。如今,找寻者已经不见,可成长的旅程却永不停止。

感恩!感恩!再感恩!

李思坤

2009 年 9 月 9 日

北京

再版序 |
生命最本真的喜悦

　　《爱的功课》这本书记录了我从 2006 年到 2009 年间的心路历程。那时候,国内身心灵成长的热潮刚刚开始,也是我个人全身心地投入到这个行业的开始。绝大部分的文字来自于我的新浪博客,这其中的很多内容是"自动"涌现在我脑海中的,有时候,它会以一个标题或一句话的形式出现,不断地提醒我。有时候,由于忙或其他原因,我没来得及坐在电脑前将之写出来,那个提醒就会不断加强,甚至变得有些强迫,直到我安安静静地坐下来,文字便顺着我的指尖流出,那种类似于强迫般的能量,才变得顺畅。这么多年过去了,我对于自己灵魂的目的已经有了非常清晰地了解,那就是:通过我自身不断成长不断向内探索的经历,找出一条快速、简单而有效的道路,并将它分享出去,去支持到那些像我一样,渴求遇见真理或是找到自己本性的人们。

　　这么多年过去了,我时不时会遇到我的读者,他们总是在告诉我,《爱的功课》这本书中的内容与自己的内心太有共鸣了,怎么感觉李思坤那么像自己呢?是的,实际上,人与人之间,并不如我们所想象的那样,存在着多么大的差别,我们每个人的本质其实都是一样的,我们也全都是一体共存的。我即是你。当一个人认识了自己,他也认识了整个世界。而随着这些年我坚持不懈的向内寻找,对于人类一体、宇宙一体的认识,有了更强烈的体悟与内证。

　　等我再回过头来，看着自己十年前所走过的路，我知道，其中很多印迹对今天的我而言，已经不复存在，但是，正因为这些曾经的过往，正因为自己这一路不停地探索，才有了今天的我对于生命更深刻的了悟。恰如凤凰涅槃般，我自己创立的中心，也由从前的"合一觉醒中心"变更为"天际凤凰荟"，我也在不断地成长蜕变中，创造出了全新的疗愈方法与系统——天生疗愈师，并用这些方法，疗愈与唤醒了越来越多的有缘人。生命的礼物，总是一个接一个的到来，现在的我，每一天都活在恩典与奇迹中。我也深深知道，亲爱的你，终有一天，会和我一样，活出生命最本真的喜悦！

　　感恩生命中所有的相遇，包括每一个人，每一个情境。感恩我的编辑吕娜，以及中国青年出版社，让《爱的功课》再次出版，希望这本书可以影响并支持更多的人走向内在，并最终和真实的自己相遇！

李思坤

2016 年 11 月 11 日

第一部分
每天爱你多一点——接纳自我

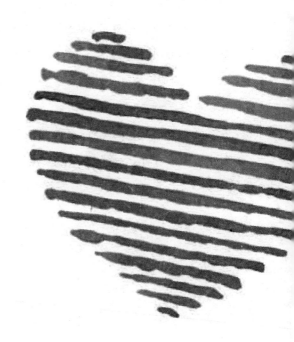

【导读】

在心灵成长的过程中，人们首先要遇到的问题就是——不接纳自我。我们的内在总是会对自己百般挑剔，觉得自己不够好，不够美，不够成功，等等。那是因为，我们从小到大所受到的教育就是自己永远不够好，永远都需要不断地"向上""改进"。我要说的是，这种深刻嵌入到我们集体无意识当中的自我否定，正是人类痛苦的根源之一。一个不接纳自己的人是不可能真正接纳他人的，所以，成长的第一步就是从接纳自我开始，从爱自己开始。

根据我多年地观察，有些人一旦开始走上探寻内在的道路，就会发现自己的问题"越来越多"，从而导致了更多的自我批判。我想要提醒大家，不是你的"问题"越来越多，而是你的觉醒程度提高了，"视力"比以前好了，所以，看到的"问题"仿佛就越来越"多"。事实上，情况往往不是人们所想象的那样，成长的路是一条螺旋式上升的路，它需要很多的宽容与耐心，对自己，也对别人。

爱无能综合征

当内在缺乏爱的时候，便不可能在对方的眼里找到爱，爱不需要别人的印证，你所有外向的努力都将变得徒劳无功。当内在有一个声音不停地告诉你，你是不值得爱的时候，就没有人会真正的爱你，就像你不可能真正爱上别人一样。

亲爱的，你爱我吗？

我爱你。

你有多爱我？

我好爱好爱你。

好爱好爱是多爱？

好爱好爱是……

这是你和另一半的经典对白吗？嗯，你笑了。这样的对白在你们的生活当中反复上演。有时候你很确信对方是爱你的，有时候你又不确信，总是想要从对方身上得到更多的爱，于是，你发问，想让自己放心。

但没有人能让我们更放心，除非我们自己。

我的心理学老师告诉我，心理学其实很简单，反反复复地就是围绕一个字：爱。在我们最初的三角关系里，父亲、母亲和自己，父母是孩子的天。从一生下来我们就渴望得到父母的爱和肯定，如果我们那时候感受不到父母的爱,感觉被忽略,我们的一生就会像一个空心人,在这个世界上如孤魂野鬼般不断地去追寻。我们努力学习,努力工作,努力地表现自己,我们做得很成功,赚很多钱,其实也只是为了得到别人的爱和肯定。可是,任由我们在外面多么成功,我们的内心仍旧匮乏,依旧没有爱。一个内心没有爱的人是不懂得快乐的。更高的地位和更大的数字带给我们的只是表面的虚荣和瞬间的快感,短暂如烟花。不幸的是,很多时候,我们不可能做得那么成功,那么优秀,那么情况就变得非常糟糕,我们自贬,自责,甚至自我毁灭。每个人的生命仿佛一部车,注定需要跑完七八十年的人生道路,可是,这部车的油箱里却只有小半箱油,旅程还不到一半,动力就不足了。于是,就会觉得人生无力,处处是障碍。可是,没有爱的能量,谁都不可能幸福愉快地走完人生旅途。

长大了,怀揣着那颗匮乏的心,我们渴望得到异性的爱。可是,欣喜总是伴随着失望。这个世界空心人太多,而往往,空心人总是遇到空心人,彼此都渴望从对方身上找到爱来填补内心的空虚。于是,以爱之名,两人的关系就变成了索取、占有、控制、怨责和伤害。这就是爱无能。这个世界上,太多的人患上了"爱无能综合征"。

有些人在爱情里不断受到伤害或者被伤害,抛弃或者被抛弃;有些人看上去花心,不停地换男朋友或女朋友,和很多人做爱;有些人仿佛一开始就带上他们自制的"滤镜",只要看到异性对他们眨一下眼睛,就认为别人爱上了他/她,想方设法地要和对方做爱;有些人无法厘清友情与爱情的界限,混淆性爱与好感的关系;有些人在爱情里面只求"生生死死",他们渴望浓烈的、令人窒息的感情;还有些人浅尝辄止,他们只求数量……爱情或者性,反而变成了这些饥渴灵魂的救命稻草,一旦抓住了就不想放手。这一切,只为证明自己是可爱的,值得别人爱的。可是,让我们来打开他们的心,便满是伤痛。

当内在缺乏爱的时候,便不可能在对方的眼里找到爱,爱不需要别人的印证,你所有外向的努力都将变得徒劳无功。当内在有一个声音不停地告诉你,你是不值得被爱的时候,没有人会真正爱你,就像你不可能真正爱上别人一样。我常常听到有人说,有很多人喜欢他们、爱他们,可是,我却从他们的脸上读不到一丝快乐或自信,我听到的是他们想要被很多人爱的渴望,我了解这是他们自制的"滤镜"在起作用。他们所谓的"爱情"都是因为过度渴望爱而产生的幻觉而已。

印度的一位灵性大师说,"爱是一种品质,是自然的溢出。"我非常喜欢"溢出"这个词,它说明爱有一种势能,是一个流动的关系。就像泉水源源不断地往外涌。爱是不求回报的付出,爱是你快乐所以我快乐平静的喜悦。它没有要求,没有怨责,只有包容和接纳,它是一份巨大的力量,萦绕着你,时刻与你同在。

救赎的路只有一条:接纳自己并爱自己。爱的清泉,源自你的内心。我们不可能强求父母以我们想要的方式来爱我们,长大后的我们可以做的是,放下对父母的期待,接纳父母更是接纳自己,懂得学会去了解自己,并以自己喜欢的方式来爱自己。不要以为这是自私,恰恰相反,与世界的和谐始于与自己的和谐。

我喜欢家庭治疗大师萨提亚女士关于《我是我自己》中的一段话,不妨把它当作接纳自己的一个宣言:

在这个世界上,只有一个独一无二的我。

从我身上出来的点点滴滴,都真实地代表我自己,因为这是我的选择。

我拥有我的一切——我的身体、我的嘴巴、我的声音、我的感受和我所有的行动，不论是对别人或是对自己。我拥有我的幻想、梦想、希望和害怕。我拥有我所有的胜利与成功、失败与错误。

因为我拥有全部的我，因此我能和自己更熟悉、更亲密。由于我能如此，所以我能爱我自己，并友善地对待自己的每一部分。

我知道那些困惑我的和一些我不了解的部分在时常作祟。但是，我要友善地爱自己，就可以鼓励自己，并且有希望地寻求途径来解决这些困惑，从而发现更多的自己。然而，任何时刻，我能看、听、感受、思考、说和做。我有方法使自己活得有意义、亲近别人、使自己丰富和有创意，并且明白这世上其他的人类和我身外的事务与我的不同。我拥有我自己，因此我能驾驭我自己。

我是我自己，而且我是好的。

经常宣读这个宣言，读给自己听。与自己修和的那一刻，爱的能量便会在你的身上流动起来。

爱自己

在去除了外在所有的名声、地位、金钱、相貌等之后，每个人内在的本质都是一样的，都具有众生平等的佛性，由此而生出的自爱其实是一个了悟，一个知道（Knowing），即：你知道自己的内在有一个佛。而同时你也知道，别人的内在和你一样也有一个佛。

常常被朋友问到"什么是爱自己"或"怎样爱自己？"我总是反问："你爱自己吗？""嗯……爱吧。"或者："爱啊。"我又问："那你怎么爱你自己？"他们就开始罗列：给自己买新衣服，做 SPA，吃美食，把自己的生活安排得井井有条，不用亲人为自己操心……

是的，这些可能都是爱自己的"行为"，但是，它们却并不代表完全的"爱自己"。依我的理解，爱自己是一种内心的状态，是一种内在的品质；爱自己的人内在对自己有一个非常深刻的接纳与欣赏；他/她无论成功失败都和自己站在一起；爱自己的人从来不需要借助表现或表演来获得他人的认可；爱自己的人不会自责，没有罪恶感；爱自己的人觉得自己不亏欠任何人；爱自己的人不骄傲不浮夸，不贬低他人；爱自己的人觉得全世界都是可爱的；爱自己的人也许不给自己买新衣服，不去做 SPA，但他/她的内在却有一种鲜活的品质，一种爱的品质，一种美的品质，让所有经过他/她的人都能感觉到，都想亲近他/她。

其实,这个世界上真正爱自己的人太少了。社会一直教育说我们不够好,于是,我们永不停歇地想要改造自己,并由此而衍生出在关系中改造他人及改造世界。所有改造的努力都源自于不接纳,源自于认知自己有"问题"。什么时候你停止改造自己的努力,并怀着深深的对自己的欣赏与感激之后,你也许可以说,你是爱自己的。爱自己的人是一个不再"有问题"的人。

当然,有些人认为自己是天下第一,这样的人是不是爱自己呢? 不是的,恰恰相反,一个过分自大的人在内心都有强烈的自卑。因为,自大正是自我玩的一个游戏,它用一些外在的假象(名声、地位、成就、智力等)来遮掩内在的自我否定,并以此自我安慰:我是好的,我是值得被爱的。

佛家一直在教导我们要去除"我执",但是,很多人以讹传讹地认为就是要否定自己,在我看来,这是一个天大的误解。"我执"是对自我的执着,自我是不存在的,它是一个假象,你执着于它完全有害无益。但是还有一个自己(Self)是不同的,为了防止被误解,现在的人把它翻译成真我。我们要爱的当然不是那个自我 (Ego,也经常被译成"小我"),而是我们的真我——我们内在那个闪闪发光的钻石般的本质。在去除了外在所有的名声、地位、金钱、相貌,等等之后,每个人内在的本质都是一样的,都具有众生平等的佛性。而由此而生出的自爱,其实是一个了悟,一个知道,即:你知道自己内在有一个佛,而同时你也知道,别人的内在和你一样也有一个佛。所以,一个真正爱自己的人,是爱别人也爱世界的。他/她也不再需要证明给谁看他/她是值得被爱的,因为,他/她的内在就是爱本身,他/她的浑身都充满了爱,散发着爱的光芒,而这样的一个人,全世界都会来爱他/她。此所谓"爱人者,人恒爱之。"因此,一个爱自己的人,是一个爱世界的人,也是被世界所爱的人。

三位一体的身心灵

　　身、心、灵是一个很新的概念,对于大多数的人们来说,会有疑问,它到底在说什么呢?

　　它来自于西方的概念 Body（身体物质）,Mind（头脑心智）,Spirit（灵性精神）。西方人是很熟悉这三个词的,比如基督教文化讲圣父、圣灵和圣子,现代心理学在谈潜意识、意识与超意识。其实万变不离其宗,都在描述同样的事物。东方文化也有提及,佛教中有"西方三圣",传统文化中讲天、地、人,道生一,一生二,二生三,三生万物……我们每一个个体都是这三者的结合,它们之间会相互作用、相互转化。从能量的层次上来看,精神灵性的层次最高,它可以决定和显化心智(包括情绪)状态,同样也可以外显为物质。我们很多人都熟悉的那句话——你的外在实相就是你内心的投射,说的就是这个道理。但是,从三者的相互作用来看,又没有孰高孰低之分。灵魂是看不见的身体,而身体却可以看得见的灵魂,它是我们灵魂的庙宇,成长的基础,因此,要好好地对待我们的身体。

　　个人内在的成长,同样必须是三者的结合。无论从哪一方面入手,都是可以的,最终的目标只有一个,那就是身心灵的合一。瑜伽是一个从身体入手的方法,由于历代的瑜伽大师们对人类身体的精妙探索,已经使瑜伽变成了一门精深的科学,对于身体,内分泌系统、神经系统等的相互关系与转化已经有了超乎想象的了解。比如昆达里尼瑜伽，一个简单的体位法，却能实现身体的健康、心理情绪的释放，以及意识灵性的提升。听起来似乎很神秘，可是，瑜伽说到底就是一个神秘的科学。头脑所能够得到满足的一点点解释其实不足以说明其中的奥秘的，而最终是效果决定了一切！

有些人可能会从心理情绪的层面入手，比如很多心理治疗，心理学的方法就是如此。它们能够起到释放情绪能量，让人轻松，并带动一定的意识转化作用。但是，我个人的看法是，心理学所能做的还只是阶段性的，是有限的。究其原因，无论是思想也好，情绪也好，它们都没有超越头脑的范围。从根本上来说，头脑仍然是表面的，它并不是我们的真我，不是我们的本质，因此，一直在心理学里打转的人最终会发现他们会陷入一个怪圈。这也是为什么那么多的西方心理学家和精神科医生会最终走向静心灵修的原因。因为只有在静心中，才能够找到真我的本质，才能够真正地成长与自由。

灵性，也就是说意识的转化是成长的最终目标。意识的提升并不是眼前所看到的这几个字而已，它一点儿也不玄妙。它最终会落实在我们的日常生活、工作与关系当中，会体现在我们为大众服务，为存在服务的精神上。如果我们能够内心宁静地活在每一天，平静友善地与周围人相处，这样的人一定是一个有灵性的人。据我所知，一些被称为"有灵性"的人，或者自认为是很有灵性的人，却与周围的人无法自在相处。没有最基本的感恩之心，没有慈悲之心，是一点儿也不"灵性"的。合一大学的一个教导就是，你如果能与神对话，却不能与你的邻居对话，那你就是一个没有灵性的人。说到底，灵性成长的道路是一条静心之路，或者通过生命中的关系进入，或者通过纯然的单独进入，而最终要到达的就是静心状态,如如不动,自在圆满。

身心灵三者的平衡结合,就是合一。而身、心、灵三个不同的面向又具有共通的特性,就是能量。万事万物最本质的形态就是能量。物质粒子是能量的振动、情绪及念头也是能量的振动,而意识也是能量。能量的振动频率决定了你的身、心、灵三个层面的水平。所以,从能量入手进行治疗与转化,也就是从最根本处着手的方法,因为能量可以同时到达身、心、灵的三个层面。昆达里尼是能量,瑜伽是能量,灵气也是能量。

一些朋友会问我,"合一觉醒中心"有这么多的课程,那到底要上哪个课程呢?这当然需要你去觉察自身,你当下最突出最想解决的问题是什么?它是身体的,是情绪的,还是灵性上的?一般来说,身体上的痛苦我们比较容易知道,心理情绪上的苦就关乎我们的关系了,与家人的,与同事之间的。而灵性上的苦则可能表现为对自身的不了解,对人生的价值及意义,对于终极问题无法了解的苦。有人说,痛苦对于人类来说,就如一个常数,只是它分布在身、心、灵各个层面的比例不同而已。所以,你可以去反观一下自己的人生,你现在是处在哪一种痛苦里?可以这样说,我们的大部分的课程都是身心灵三个层面共同作用的课程,当然,不同的课程有不同的侧重点,不同的课程就是不同的入口,比如:

昆达里尼瑜伽是典型的从身体入手的方法,但是它却是经由身体而到达意识的转化与提升,这个过程一直都伴随着能量的转化与提升。可以说,我们的意识状态与我们的能量状态就是一个硬币的两面。

"爱与亲密"、"爱与自由"等,主要是从心理情绪入手进入意识的转化与提升。所以它结合诸多情绪释放与清理,并最终导向静心,得到灵性的提升。

"灵气"、"能量疗愈"等，是典型的能量类课程，它们的切入点就是以能量清理为主，同时作用于身心灵的三个层面。前者更温柔，适用于家庭成员及身心的治疗，而后者更强烈，直接针对能量体工作，会带来巨大的清理与转化。

此外还有工具类的课程。诚然，所有的课程都可能成为你成长道路上的工具，但是有些工具效用明显，比如灵气，用于爱自己，爱家人，就是一个简便易学的工具；再如生命灵数，通过爱自己，接纳自己，了解别人，与人联结等，对探寻生命奥秘指出一条清晰的道路；能量阅读也是一种可以深入了解自己与他人的工具，它可以将你带入深层的静心状态；而"头荐骨治疗"则是将深层的静心带入能量疗愈的一个强有力的无为之道。

简单的阐述，希望对那些不知道处在何种人生阶段、该上什么课程的朋友有所帮助，不妨按照我提供的简单地图，找寻自己现在所处的位置，就从当下开始！

接纳自我的三字经

对自我的不接纳是人类最容易犯的一个毛病，当我们小时候感觉不到父母的爱，或者被拒绝被批评的经验都会产生出深深的"我不够好"的自我否定感。这种感觉甚至可以追溯到在婴儿时期得不到及时拥抱或者母亲没有及时地喂奶，就可以在婴儿"前语言期"产生出这种内在否定的意识。

我们很多人从小就被种下这种内在的无价值感，但是，为了求得生存，自我又发展出一套心理防御机制来对抗这种让自己"不舒服、不自在"的感觉。西方心理学将这些心理防御机制大致总结为如下几点：

一、投射。自己内在认为不够好的东西就"扔"到外面去，认为是问题都是由他人或外在环境造成的，从不认真审视是否自己也存在问题。这些人最常挂嘴边的是："都是你的错，都是你不好！"一遇到问题先指责别人，挑别人的错。

还有一种投射的方式是向内的，外在环境的不适总是会在自己的内在引起内疚感，觉得都是自己的错，自己一无是处。这类人常常容易经验到抑郁，以及过度情绪化。

二、否认。不承认眼前的事实，或者假装没有看见。这类人要么很容易愤怒，要么很容易抽离现实。

三、逃避。与否认类似，不敢面对眼前的事实，以各种理由或方式回避。这类人喜欢打岔或者泛娱乐化，或者容易患上各类上瘾症。

四、合理化。对于问题的出现，不从自身出发找原因，而是给事物找借口，或者引经据典，或者以类比等方式来开脱自己。这类人往往跟自己的身体感受及内心感觉分离，容易上脑，从而变得过度理智。

事实上，对于一个不能接纳自我的人来说，他/她在压力下常常无法如实地看到事物本来的样子，而是自动化地进入了上面所说的某种心理防御机制当中，害怕承担责任。

当一个所谓的"问题"出现的时候，我们首先要做的是去面对它。这个"问题"可能是外在环境引起的，也可能是内在情绪的波动。但是，所有"问题"的产生，都是因为它在我们的内在引起了某些情绪的反应。

当我们内在的情绪升起时，不应先急着自动化地跃入到前面讲的投射、否认、逃避或者合理化的机制中，而应静下来，先接纳自己的情绪。要做到这一点并不容易，根据我个人的经验，我将它总结成三句话，称为"三字经"：

第一，"我可以"；

第二，"我承认"；

第三，"我接受"。

举个例子，如果你经常会发脾气，那么，你需要做的不是急着告诉自己不要发脾气，而是，当你再次发脾气的时候，不妨先冷静一下，重复上面的三句话：

"我可以发脾气"，"我承认我在发脾气"，"我接受我发脾气的事实"。通常的情况下，当你重复两三次时，火气也就消了。

为什么要这样做呢？因为，在我们从小的教养过程中，有些情绪常常是不被允许的,比如愤怒,悲伤,恐惧,经常被认为是不好的情绪。可是作为一个普通的、正常的人,又不可能没有情绪,于是,对自己的情绪要么感到羞愧,要么感到愤怒。于是,我们就变本加厉地发展出上述三类心理防御机制,以求得生存。而一旦陷入心理防御之中,我们就很难如实地去面对问题本身了。

有人又会担心说,如果像你上面所说的去接纳自己的情绪或问题,那会不会造成自我放纵呢?我的回答是:不用担心。当我们无法处理好自己的内在情绪时,是无法面对外在实相的。而如果我们不接纳当下所产生的情绪,也就是不接受当下这个如是的实相,便无法看清事情的本来面目。因此,"攘外必先安内",我们首先要处理好自己内在的情绪。而接纳一旦发生,我们便可以开始下一步的工作,也就产生了第四句话:

我去看我(情绪)背后的原因是什么。

往往,我们会发现,每一种负面情绪的背后都隐藏着某些观点或某种期待。而我们最终要处理的其实也就是这些观点与期待。

接纳自己的情绪

接纳自我需要接纳很多面向，它包括：自己的思想、念头、情绪以及感受等。但成长的经历让我们比较容易接纳自己正面的思想情绪，非常抵触那些负面的思想与情绪。但实际上，那些所谓的负面情绪思想才是我们真正需要下工夫去接纳的。

我大致总结了一些如何去面对自己的各种负面情绪的方法，例如，当愤怒上来的时，我完全成了愤怒的奴隶，火冒三丈而不顾后果，其后果往往也可想而知。之后，学了一些心灵成长及心理学的课程，愤怒的情绪出现时，内在往往跳出一个指责的声音：你怎么学了课程还愤怒呢！于是，愤怒的背后又多了一份自责，从而产生新的抵抗及自我否定。

我发现这种自我指责与评判反而会让事情变得更糟，就试图改变对它的态度。当愤怒出现时，第一步，我就对内在的自己说，"我是可以愤怒的，愤怒是可以的。"一旦这样说，我的内心反而变得平静，完全接纳自己的情绪。

第二步，我会去观察，愤怒的背后是什么？是失望吗？（往往愤怒的背后隐藏着一份失望，也有一丝悲伤）

第三步，我会问自己，我的期待是什么？是对别人，还是对自己？基本上到这一步，大部分的问题就消失了，我也就平静了。

　　如果需要的话，我还可能走到第四步，收回对他人的期待，对自己负责。这样，我发现，自己的负面情绪逐渐变得越来越少了，而一旦出现，我也可以用越来越短的时间来实现转化。有时候，一个在别人看来是非常大的事情发生时，我甚至可以在不到一分钟的时间内就把自己的情绪调整到一个很好的状态，从而轻松面对。

　　一旦对自己内在情绪的起伏有了一份超然的觉察之后，我就越来越能够做自己情绪的主人，当我真正需要运用生气的工具时，可以毫不愤怒地生气；当我觉得有必要悲伤时，也可以毫无顾虑地悲伤。

承认自己的"坏"

每一个个体都有超出他人所能想象的复杂，他们都有各自要去经验的人生。了解这一点，我们就能对他人慈悲。

我的一个好朋友跟太太的关系出了很大的问题，他们分居了。在分居之前，他在自己的博客里公开承认，他有了外遇，并且，也有了新的恋爱对象。他说，在此之前，他也不止一次地想象着和其他女人做爱的情景，也尝试过和其他的女人做爱，包括小姐。

此前几天，他的太太直接在他的博客上留言求救，她想找回自己从前温暖的家庭生活，而他呢，却一直想要寻求自由，甚至已经想要以结束婚姻的方式来结束让他备感束缚的生活。其实，他在几年前已经开始走上了内在成长的道路，但妻子并不理解他，看着不停上课的他，她感到孤独和无助。

几天之内，他博客的点击率直线上升，人们以各种各样的方式关心着这个事件的进展。老实讲，夫妇俩都是我的朋友，甚至包括他新的恋爱对象我也一样认识。但我并没有落入到对任何一方的评判当中，我想，我是可以理解他们每个人所处的不同角度。另外，对于这位朋友，我仍然有一份欣赏，不为别的，而是欣赏他真实面对的勇气。试问，有几个人敢于公开地讲自己的一夜情呢？尽管可能有调查说80%的三四十岁的男士都有过类似的经历。可是，大多数人选择了在惶恐、内疚与谎言中度日。因此，在他面对真实的自己，勇于承认自己并不那么"好"，这是需要惊人的勇气的。

想当初，正是因为一段刚刚结束的婚外情，促使他走上内在成长的道路，因为巨大的内疚感，这段持续两年的地下情，导致他身体莫名其妙地长出了肿块。因为无力承受这份自责，已经结束了那段关系的他，居然忍不住向太太和盘托出。这使得太太一下子陷入巨大的不安当中。而今天，他再次把问题抛出来，可是这一次，他不是为了推卸情感的重担，而是愿意去直面内在的痛苦，并为此负责，这是质的不同。

博客的留言里，有理解、有支持、有困惑、有旁观，还有一些批判。面对那些批判，我的这位朋友给出了非常有力量的答复。在谈到如何面对他的孩子时，他说：

"孩子需要的是爱和对爱的信任，而不是假象。爸爸违心地过着自己不愿意过的生活，她可以学习到什么呢？那是表里如一的爸爸吗？孩子，我答应你，你爸爸可能会是一个'坏爸爸'，但是，起码是一个'真爸爸'。我对你的爱，即使只有 1 分，也是真的。"

对于一个长期习惯了做"好人"的人来说，要做个"坏人"，并且，承认自己的"坏"是非常不容易的，不是吗？尤其是在我们这样的文化里。可是，如果我们不经验那些所谓的"坏"，又如何能够知道自己的"好"呢？就像不经历分裂，如何知道什么是合一？这是每一个生命成长的需要，好与坏，光明与黑暗，都是需要我们去经历的，只是，我们都忘了这一点。

有一天，一个修行了二三十年的出家人找到师父，他对师父说，我非常苦恼，因为我发现自己修行了这么多年，居然还有那么多的坏念头，有很多自私的想法，我觉得自己没救了，师父，请你告诉我，我该怎么办？

师父笑了笑说:做个坏人吧(Be bad)!

师父为什么这么说?因为,我们从小所受到的教育给我们造成的制约就是,只接受那些所谓"好"的、积极正向的东西,而排斥和抗拒所谓"坏"的、负面消极的东西。而事实上,所有的这些负面的想法、"坏"的想法都产生于我们的头脑,而"坏",憎恨、嫉妒等就是头脑的本质。这位师父说,对分裂的头脑的抗拒正是让人类受苦的原因,是那些想要免于头脑,免于思想的想法把我们关进了监狱。他说,当我们不再努力去除憎恨等"不好"的想法时,我们就自由了。

这位师父的另一个弟子分享了少年时代在师父学校读书时候的一次经验。有一阵子他发现自己内心非常嫉妒,嫉妒那些比他优秀的孩子,他为此很苦恼,觉得自己不应该有这样的坏毛病。终于有一天,他鼓足勇气走进师父的办公室,这位校长兼上师竟然对他说:"很好啊,你现在出去,去为你的嫉妒大声地唱一首歌吧。"

这就是对人性的充分了解!这就是超越了二元对立的慈悲!事实上,我们完全无法给一个人下判断,永远无法真正地了解一个人。希特勒是个素食主义者,也从来不抽烟不喝酒,我们是否可以由此判断他就是一个好人、一个善人呢?而我的这位朋友,对朋友总是充满着爱、信任与感恩,慷慨大方,我们又怎能仅凭着他对性的态度就评判他是好人还是坏人呢?每一个个体都有超出他人所能想象的复杂,都有各自要去经验的人生。了解这一点,我们就是对他人慈悲。

而最最重要的是,我们不仅要对他人慈悲,更要对自己慈悲。想要爱别人,首先要从爱自己开始。在真正的爱里,是没有对与错、好与坏的,只有了解,只有接纳,只有宽容。

印度的一位灵性大师也说,除非你变得完全以自我为中心,否则的话，你不可能无私。而只有当你经验过你生命中那些小小的"坏"之后，它才有可能从你的身上脱落，无私与无我才可能出现。

是的，你只有把所有的注意力都放在自己身上，关心自己，探索自己，并且永不停止这份探索自己的兴趣，才能最终在自己的心里找到爱，而这个爱才是真正可以拿出去分享的。很不幸的是，我们的教育正好相反。我们从小被教育要无私，要去爱别人，可是有 99.9% 的人不知道什么是真正的爱。我们有的只是一堆责任、义务与标准，那就是如何做一个好人，如何做一个可以帮助别人的人，如何做一个有用的人，如何做一个符合社会道德标准的人……

很多人内在的渴望被别人爱与关注的部分，或者纯粹是对生命的好奇却完全被忽略了。欲望没有被满足，它会时不时地冒出来。可是，我们一直被教育的是欲望是不应该的，是错误的。日久天长，它就被压抑和扭曲，从而变成了真正具有破坏性的力量。有些人因此变成了伪君子，每天活在面具与谎言中，有些人发展出心理疾病，有些人则发展成罪犯。

爱自己，要从接纳自己的那些"坏"开始，嫉妒、愤怒、小气、性幻想、抑郁、想不开、计较、挑毛病，等等。不要总是企图让自己变得"好"起来，因为在你的每一个企图里，都藏着一份不接纳。看到那些"坏"并享受你的"坏"，为它们唱一首歌吧。你只是一个再正常不过的人而已。

我不知道我的那位朋友最终会走向哪里，但是，有一点是肯定的，他会活得越来越真实，越来越了解他自己，越来越知道什么才是自己真正想要的，重要的是，懂得越来越对自己的生命负责，而这样的一个人，终究会得到祝福。

请不要退而求其次

一个尚未谋面的朋友跟我讲起一个我们共同认识的好朋友的近况,他结婚了,是经历了好些年的挣扎终于结了婚。在这期间他和女朋友分分合合很多次,还断断续续地跟另一个女子纠缠了很久,最终选择了前面那个"可靠的、单纯的"女孩子,放下了所有的纠缠,面对现实。

说句心里话,我很为他难过,今天恍恍惚惚地为他忧伤了一天。因为,他从来没有说过他爱这个单纯的女孩,而他最终的选择,是因为在一起太久和到了想要婚姻的阶段。他说她能给他婚姻的安全感。而另外一个女子,他也未必真正爱过,一个没有在自己的内在找到过爱的人,哪里有爱呢? 所谓"爱情",只是内心投射的幻想而已。

"安全感"! 许多人不停地向外寻求着所谓的安全感:房子、车子、金钱、地位、婚姻,还有对长生不老的渴求。可是,外面什么都没有。你如果不能了悟生命就是无常,就无法真正地活着。永远活在没完没了地担忧和算计里,会为那些所谓有"安全感"退而求其次。在我看来,没有什么比活得无奈,活得退而求其次更令人伤感了。一朵花,来到这个世界,是要怒放的,要活出宇宙赋予它所有的精彩。如果因为害怕凋零,它选择不绽放,得过且过地活着,那生而为花的意义在哪里。其实,在你心中只要有那钻石般闪亮的品质,心中才会有爱啊,存在邀请你来到这个世界,是为了让你如鲜花般绽放,而不是害怕凋零而畏惧绽放。

我们的文化一直在教育我们要活得"现实",可"现实"是什么?现实就是要我们浑浑噩噩,委曲求全,压抑隐忍吗?就为了那些不可能给你带来任何安全感的所谓的安全吗?每一朵花来到这个世界都有权力绽放,哪怕要雨打风吹,可能中途夭亡,但是,你有权不畏惧地选择自己想要的生活!

可是,我能对我的朋友说什么呢?多少次,身边的朋友在跟我抱怨他们的不快乐,过着不满意的生活,做着不满意的事。他们会问,如果是你,你会怎样?我不假思索地说,现在的我不会做哪怕一丁点儿欺骗自己的事情,我完全尊重我的内心。因为我了解,自己身心的合一与灵魂的自由是多么的可贵。

记得在印度学习的时候,老师跟我们说过这样一句话:所谓有灵性的人,就是在过着他们想过的生活的人。我非常感动,铭记在心。是的,你如果喜欢唱歌,那就去唱歌,你如果喜欢种田,那就去种田,不要为了所谓的"现实"而后退。如果你们相爱,可以不结婚,但是如果你们不相爱,那就一定不要结婚。人生苦短,你值得为自己而活。那些外在的"现实"也许可以给你带来短暂的利益,但是,一个人不可能永远欺骗自己的内心,欺骗自己,就会憎恨自己,走到生命的尽头留给你的全是遗憾!

第二部分
生命就是关系——爱与自由

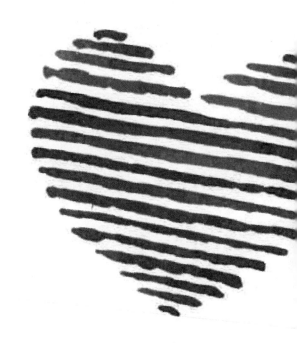

【导读】

生命就是关系。每一个生命都有一个最基本的渴求,那就是爱与被爱。身心灵成长的过程,实际上就是一个不断寻找内在真爱的过程。但是,当我们说到"爱"的时候,存在很多的误解,常常容易把关系中的依赖、紧抓与控制,以及胡搅蛮缠理解成爱,实际上它们与真爱的本意相去甚远,甚至可以说是完全相反。

每一个人来到这个世界都是来寻找爱的,那么,到底什么样的关系才是真正的爱的关系呢? 在所有的关系中,我们首先要处理好的是与自己的关系,其次才是与他人的关系。在你之外,没有别人,所有的关系都基于自己与自己的关系基础上。关系中如果没有觉知与静心,那将会给自己带来深深的、无意识的灾难。同时,在两个人的关系中,如果没有一份由觉知带来的自由,是无法称为"爱"的,因为爱的本质之一就是——自由。

本章将着重探讨关系与爱的真义,深入地剖析男女之间"爱情"的实质,以及亲密关系的真实内涵。

在关系中成长

生命就是关系，没有一个个体可以离开它而独立存在。内在成长的路无非就是两条，一条是单独与静心，另一条就是关系，在关系中静心。而最终，它们会相遇在静心里。

对于大多数的出家人来讲，他们走的是单独的路，世俗生活中的关系很大程度上被他们剪断，从而选择一条独自面对自己的道路。这条路固然好，没有了人世间的羁绊，烦恼自然就少了很多。我听过一个故事，有一个人在山洞里修行了十几年，他看上去完全超凡入圣，他甚至可以禁食，自己也觉得已然得道成仙了。有一天，一位村民发现了他，立即把他请到村里去，邀请他开坛作法。很多的村民都涌来看这位仙人，人实在太多，拥挤中一个村民不小心踩到了这位"仙人"的脚，这位"仙人"怒火喷涌而出。刹那间"仙人"才明白，自己的修为依旧太浅。

回头来看，出家是一条简单的路，在做决定之前，与自我的挣扎一定不简单，可是，一旦出家，他们所面对的情境相对于我们这些人来讲，就相对容易了，他们所需要面对的，只有自己。当然，这种成果仍然需要在关系中得到检验，例如，他去任何一家寺庙，都是有一些关系需要去面对。然而，对于我们这些在俗世生活的人来说，修行似乎就只有"关系"这一条路了。

关系，在我们的生命当中被分成好几个层面，每个层面都相互影响与作用。

最初要梳理的是我们与自己的关系,这其实是关于如何与自己相处？我记得阿南达吉瑞曾说:所谓觉醒,就是我对自己感到自在(Feel at ease with myself)。我国的语言非常美,很有境界,自在——就是和自己在一起觉得舒服。当我们能够接受自己一切如是的样子,不在别人面前有任何掩饰时,那就是觉醒。而每个生命唯一的目的是成为自己,除此之外,没有其他。

接下来是我们与父母的关系。这是我们的第一份也是最长久的关系。父亲是我们生命中的第一个男性,母亲则是我们生命中的第一个女性,我们与他们的互动模式,很大程度上决定了我们与其他的男性或女性的互动模式。而纠缠在亲子关系当中的,有爱、有恨、有期待、有失望、有痛苦……人生的酸甜苦辣,基本都反映在我们与父母的关系中,并写进了我们早期的人生剧本里。在亲子关系中,我们要理清诸多问题,第一步是要将所有负面情绪的能量转化成真正的爱意,接下来还要区分自己想要的人生与父母对我们的期待;同时,还要放下我们对父母的期待,放下我们内在那个执着的要求,要求他们以自己想要的方式来爱自己;我们更要区分的是爱与责任的不同,爱与照顾的不同,担心与关心的差异;以及对每一个生命,哪怕他们是我们的父母的接受与尊重等。可以说,与父母之间的功课,是最复杂也是无法逃避的,它直接关系到我们与其他人的关系。

除亲子关系外,就是亲密关系。很多人在父母身边感受不到爱与接纳,就转去亲密关系中寻找。因此,两个人的爱情,常常成了我们以爱的名义而进行的情感交易:我爱你,是因为我想要你爱我。我们在另一半的身上投射了很多的希望和幻想,那些我们自己无法达成的或是感觉自己无法拥有的，就转而投射到爱人的身上，希望借助他们来满足我们。而对方往往也跟我们一样，也想在我们的身上寻找到他们认为所缺失的爱，于是，两个人之间的关系就变成了两个乞丐的关系，大家都在无止境的向对方索爱。因此，在这样的关系里，双方往往很容易累积失望与抱怨。刚刚恋爱时各自的伪装会很快揭露，而陌生的真实感则会迅速显现。很多亲密关系都是在上演这样的模式，但是，如果我们真的能看清楚我们在亲密关系中的心理游戏，并且开始真正地面对自己的内在进行探索，开始走向静心。那么，两个人的关系就真的开始朝着美好的方向发展了，亲密关系就会成为我们成长的助力。之后，就不会一味地苛责、要求和依赖对方，亲密关系会开始朝着类似于友谊的方向发展，其实，真正的友谊就是全然的接纳，接纳对方成为他自己，也自在做自己，像两棵树一样，既彼此相系，又各自独立，这样的关系才会长久并得到美好的祝福。

再来看我们与邻居、工作伙伴及其他一些人的关系。当我们处理好了前面的三种关系，第四种关系就相对简单。如果我们能把所有的关系都看作是内在成长的助力，那么，关系之旅就会是一场静心之旅。别人的一句话，一个行为，为什么会在我们的内在引起反应，原因很简单，那一定是我们的内在还有一些待处理的情绪负荷及过往记忆。我喜欢那句话："亲爱的，在你之外，没有别人。"其实，所有关系的功课，都是自己的功课，看似与他人有关，其实是完全独立的。

还有就是我们与这个自然与世界的关系。我们越是向自己的内在走，就越发现，我们与这个世界是一体相连的，没有一个所谓外在与我们的世界。我们外在的实相只是我们内心的投射，我们就是那个创造自己命运的主人。所以，推己及人，爱人如己，它必须是你向内挖掘到深处时一个自然的了悟,而在某些特定的时刻,恩典会降临,你会瞥见万物合一的神性。

　　在关系中成长,这是我几年来探索出来的经验,当"麻烦"来时,我学会去欢迎它,因为我知道,又一个让我看向自己内在的机会来了。迎向它们,迎向你生命中所有的关系,因为每一个关系的背后,都藏着一份礼物,你如果有足够的勇气去面对的话,就会越来越接近自己的内在,而那些走近你的人们,也会越来越为你所打动,因为一个处在自己内心的人,总会有着一种独特的芳香,无论他们知不知道,他们的心都会了解。

做着爱情梦的傻孩子

普通人所说的爱情,都只不过是不断地将自己内在对爱的渴望与期待投射到对方身上而已,而一旦发现对方不能满足自己的期待,冲突就产生了。两性关系由此发展成互相操控与互相改造的权力斗争。

昨天见到一个女子,虽是第一次见面,却很自然。我们一直在说话。有时候她在听,有时候我在听,但是都很宁静地在听对方讲,没有一点的生分。她刚刚从一段感情里出来。虽说放下了,可是看得出来,她还需要时间,还有一些怅惘。

这是个灵秀的女子,在她身上,我可以看见自己的一些影子,比如纤细敏感,比如共同的美感,而这些影子正是被某人所爱着的。她倒不像我,经历了那么多的爱情,终于把它看破。她怀旧,时不时地会对着心中的那个他自言自语。一个超凡一点儿的女子,终归是容易放下很多的现实,追逐心中的理想,这个理想有时候是"爱情",有时候是其他,比如自由、真理。大多数的女孩子,走到"爱情"这一步,就过不去了,错把梦境当成理想。

但终究看到她的努力,她努力想要了解,要了解除了爱情以外的生命会是怎样。而我的存在,对于她来说,也许是一种鼓励。

是的,没有一个男人值得我们为他凭吊。一个在自己内心都不曾找到爱的人,哪里还有爱给别人。那些口口声声说着爱我们的男人,他们到底懂得什么是"爱"？

爱是自由，你如果爱一个人，就会给她自由。爱是勇气，是你愿意为对方放下一切的勇气；爱是分享与欣赏，只要对方快乐你就快乐；爱是恐惧的消亡，如果你真的爱了，就不会想着占有对方，就不会去管明天她是否离开你；如果你真的爱了，就不会算计她是否可以给你带来安全感。爱属于心，它是头脑的敌人。头脑一旦介入，爱就不见了。只有头脑想要承诺，想要永恒，而头脑本身就是分裂，就是怀疑，就是恐惧，这是小我存活的基础。虚假不实的小我自然会要虚假不实的食物来喂养。真爱是心与心的相印，当真爱来临时，小我就不见了，只有那个温柔的能量在振动。

而他居然对你说，你会为我而离家出走吗？你会为我而自杀吗？如果不会，那就说明你不够爱我。听听！小我多么自私，多么幼稚。他把操控当作爱。一个要借助各种手段来争取对方"爱情"的人其实是可耻的，也是可怜的，他既要操控他人，还要主动地把自己的生命交给别人去操控。他从来没有品尝过自由的滋味，也从没有品尝过真爱的滋味，他以为这就是爱了。所有的爱情歌曲都在唱着，"离开了你我就没法活"，恋人的关系你死我活，姑且不说是否有爱，这样的关系似乎连一点美感也没有。但是，不幸的是，这就是我们这个文化所能教给我们的最伟大的爱情。

我钟爱的一位印度大师说，如果没有静心，任何的关系都将是一场灾难。是的，你如果不能向内看，不能诚实地面对自己的内心，是无法经验到爱。只有通过静心，才能找到真正的爱，因为爱就是你的本质。普通人所说的爱情，都是不断地将自己内在对爱的渴望与期待投射到对方身上而已，而一旦发现对方不能满足自己的期待，冲突就产生了。两性关系由此发展成互相操控与互相改造的权力斗争。

而真爱没有一点点操控,真爱是尊重,是允许对方做他自己,而不想他为自己做一点点的改变。真爱是信任,既信任对方,也信任自己。一个有爱的人,是一个归于自己中心的人,他不会被对方的话语和行为所"伤害";一个有爱的人,是一个慷慨的人,因为他一定能发现,他的内在有一个取之不尽、用之不竭的宝藏;一个有爱的人,更是一个可以超越物质利益的人。

所以,姑娘,别傻了。你如果还在想他,那就想你自己,并把你在他身上投射出去的能量收回来爱自己吧。爱在你的体内,一直等着你去发现。它是如此丰盛,多得让你那颗小小的心,都装不下,不信你就试试看!

每一个当下都是神性的

"当下"是英文的 Here and Now，它有两个不同的向度：空间和时间。因此，活在当下也包含两个向度：空间的在场和时间的在场。但是，我们却常常不"在场"：我们不是在回忆过去，就是在幻想未来，从来不曾真正地活在当下。我们的头脑一刻不停，不仅为过去的事情费心劳神，还为未发生的事情担心焦虑，却很少能够真正地感受当下，感受现在。很多时候，人在这里，心却早已飞远；男人跟妻子在一起，内心却在回味街上见到的美女；女人跟先生在一起，内心却想着去买一双漂亮鞋子……我们总想要过上幸福美好的生活，可总是不在场。因为这样的不在场，我们总是错过生活的真义。欲望得不到满足，我们总是为过去所做的懊悔，或者，总是想着下一次的一定会比这一次更好，于是，我们为未来不停地奋斗。生命就变成了一只不停拉磨的驴子，食物总挂在眼前，却永远够不到。

我们必须做些什么来改变这种现状，否则，永远都在错过。每一位圣者无一例外地教我们要活在当下，其中最重要的就是"觉察"。觉察从哪儿开始呢？从呼吸开始！

我们每一秒钟都在活着，同时，每一秒钟都在死去，经由呼吸，我们的生命得以延续，而当你关注呼吸的时候，就会发现脑子不再跑个不停，它终于有机会停下来，休息片刻。而从觉察你的呼吸开始，去觉察你的感受，并不断地觉察身体各个部分的感受，你的心就变得越来越敏锐和精微，你便可以开始做自己的主人。因为觉察才是我们的意识或者说心性的本质。反观回来，我发现自己的觉察力明显提高了，开始时常关注自己的念头、话语以及心境，而这份觉察带给我的是更大的平静与宽容，我记得时不时提醒自己要活在当下，活在每一个片刻。

以前跟男友在一起的时候，因为没有觉察，反而常常错过。虽然我一直认为自己是个浪漫的人，可事实上我还是在不停地错过那些美好的片刻。当遇到一个可爱的人时，我想和他一起，可相处起来却时好时坏，冲突不断，以至于每一次相处的时光，空气里总会有些紧张。有时想抓住，有时又想放弃，既想投入又想逃离……头脑永远转个不停，而忘记了在一起的当下感受。

这一次的感情跟以往有些不同，因为彼此非常喜欢对方，可是因为很多的原因，这份感情可能还是没有未来，也正因为这一点，双方都小心相处不想让彼此陷入太深。而这么多年的成长，我也学会了不再去抓住不放，当惯有的忧伤升起时，我便去看那份忧伤，直到它自然消失。现在的我们都不太敢和对方说"爱"。现代人的感情太脆弱，彼此间承诺的味道太沉重。但细细回味，承诺是什么？承诺只是一张空头支票。一个觉察的人是不会去承诺未来，因为生命无常。我们不可能为自己的下一分钟做任何承诺。我们所拥有的，只是当下的这一个片刻。

那天，两人在一起时，我突然做了一个决定，在那个当下，我要真正的用心去感受对方。我清空脑子里所有的想法，只带着我的心和他在一起。我打开我的身体以及我的心，全然地投入与感受那个片刻。我忽然有一种全新的感受，而对方也明显地感受到很大的不同，我们都体会到巨大的亲密感，我甚至经验到两个人能量的交相融合，两个身体微细的能量振动,有一些微妙的化学反应在我的体内升起,我知道,那是一份深深的感动。我忽然意识到,在过去这几年里,我的心一直是关闭的,没有对任何一个男人真正地敞开过。而这种无法言传的内心体验也是我从来未曾经历的,我知道在那个片刻,拿到了生命中的一个重要礼物:它和性无关,和高潮无关,和男女之爱无关,和承诺无关,只和当下有关。为此,我的内心充满了感激,我感激他,感激我自己,更感激生命。我终于知道,每一个当下,都是那么充满神性,只要你经历过它,就品尝到了神性的滋味。是的,这是我又一次的经历那"神性的一瞥",第一次"神性的一瞥"让我做出一生中最重要的一个决定——离开我熟悉的行业而做心灵成长培训。此后,对我而言,我的生活和工作都是一次次地去接近神性,去了解真理的过程。我享受它的每一分钟,每一次的成功或者失败,在经验了那个神圣的当下之后,我终于知道了,每一个片刻里都有神性的芳香,而我所需要做的,就只是去啜饮它,享受它。

我真的准备好了吗？

很多时候，女人选择婚姻，不是因为她们真的想嫁，而是因为她们害怕孤独。所以，有时候，女友问我，自己到底该不该离婚，我就问她，你准备好面对一个人的孤独了吗？

下午三点，我从午觉的梦魇中挣扎着起来。

又是一天没有出门，也没跟人说话。

想起今天是平安夜，我还没有计划跟任何人一起过。给老友J打电话，他说他昨天刚回北京，八点以后还有一个约会。此前朋友C约我一块去吃饭，于是给C打电话，事实是C的朋友约C，C顺便捎上了J，C说她要再跟那位朋友说一声……

我有点儿犹豫我是否真的想去了。我只是想见见老友J，并不想见更多的人，也不太想变成谁的跟班，去那个知名的意大利餐厅混一顿烛光晚餐。这时候，一点儿孤独感泛上来。这么多年，我想我基本上已成功地将孤独变成了"单独"。在孤独中，人有点儿自恋，也有点儿自怜，基本上是病态的边缘性人格。当我学会了和自己很好地相处之后，发现大多数时候我只是内心充实地"单独"着。这么多年，自己一直都没有发展出一段稳定的两性关系，一方面，是因为常常遇不到可心之人，另一方面，也是最为重要的，我的内心里害怕失去这宝贵的"单独"。一想到将来面临的关系可能意味着空间和时间的丧失,我就心有余悸。这两三年来,更害怕我所遇到的对方,不跟我在心灵培训的道路上一起前进(这是典型的对未来的投射,不活在当下)。所以,在很多短暂的关系当中,我都只是蜻蜓点水。

多年来,有百分之九十以上的时间我都一个人度过。虽然有人说母系社会将再度来临,我身边确实也聚集着一大帮单身大龄女子,可是,大部分的她们还是怀着一颗渴望得到一个好男人的心,尽管表面上她们好像很洒脱。早几年,我不是没有渴望过,但现在,这样的渴望真是越来越少。我学会了不再投射未来,也不再把自己的快乐投射给另一个不知道是什么样的男人。

可是,这个片刻,我突然觉得孤独了,我想,是否该下决心找个男友,开始一段真正的关系,以后,也许还要再有个家?是否应该到一些交友网站上去认识一些人,还是……我蜷在沙发里,深呼吸,想听听自己内在的声音,我真的准备好了吗?

我没有得到答案。我所想到的是,今天并不是一个什么了不起的日子,其实是跟我完全不相干的日子,我对它投射了一些意义,并针对这些意义再投射关于自己生存状态的另一些意义,这只是一个双重投射而已。而一个人面对一个空荡荡的房间,我也并没有什么损失。但是,我允许自己可以表现自己的脆弱,我甚至问自己,你想哭吗?如果想哭那就哭吧。可是,没有。我并不想哭。我觉得还算轻松。我想,我现在能做的决定就是,不要在自己脆弱的时候做决定。很多时候,女人选择婚姻,不是因为她们真的想嫁,只是因为她们害怕孤独而已。所以,有时候,女友问我,自己到底该不该离婚,我就问她,你准备好面对一个人的孤独了吗?往往,绝大多数的人就被这个问题给阻吓了。其实,我没有告诉她们后面一句话,有时候孤独才是让女人成长的动力。

　　C打电话来,声音清脆,说她的朋友欢迎我一起去,我们可以从某某处一起出发。我也声音清亮地回答她,好!

爱与自由

你如果真正能够做到全然地，不夹杂任何陈见和权力感和对方相处，打开你的心，真正地听到对方看到对方，哪怕只是那么一小会儿，你都会发现，你和他的互动之间会有一种全新的品质，很微妙也很动人，而那个滋味就是爱，是一个活生生的，发生在当下的爱。

有不少朋友都很关心我的"个人问题"，其中既有好奇也有担心。好奇的是，像我这样还算美丽的女子，为什么一直没有男友？担心的是，我们一直这样成长下去，是不是也会像思坤一样，就不再需要爱情（潜台词是可能也不需要性）？这样的问题听得多了，我就做个"交代"。

从我重新单身以来，我时不时地谈谈恋爱，只是，大多数的爱情都没能坚持太久，这几年里，最长的恋爱也就维持了半年或一年，最短的也就十几天。但是，我不认为是谁的问题，因为很多的情感都是在不合适的时间遇到不太合适的人，而回首一下过往的几段关系，对他们我都心存感激，对其中的某些人，我仍然爱着，只是，我知道我并不想跟他们生活在一起。

我想，我成长的最大功课就是来自于我过往的几段关系，其中最重要的是我和DJ。我曾经是一个把爱情当饭吃的女子，天生的敏感多情，从小就被身边很多大大小小的男孩子喜欢和暗恋。16岁开始正式恋爱,往后的日子也从没离开过爱情,终日做着跟爱情有关的白日梦。回忆一下,在过往的二十多年里,我可能只花了10%的精力用于工作和学习,而其余的90%都用来想跟爱情有关的事情,用胡因梦的话来说,我患有"爱情上瘾症"。

在过往的关系当中,我大抵是很受宠的,可只有跟DJ的关系当中,让我学着去妥协和忍让,也让我极端的痛苦,最后我选择继续在心里爱着他却不能忍受和他一起生活。可是从这段关系开始,我真正开始一点点去看清"爱情"背后的真相。事实是,女人常常高估了爱情,更高估了自己对爱情渴望背后的意义。女人对爱情的依赖并不是因为她有多浪漫或者多纯洁、多善良,而是因为她内在有一个对自己不满足的小女孩,从小在父母身上感受到的爱不够,就拼命地向外去找寻男人来爱自己,一个对爱情有过度渴求的女人一定是不爱自己的人。"爱情"只是在给她内在那个缺少爱的黑洞填补食物而已,而黑洞其实是永远无法满足的。当一个"可爱的"人出现的时候,我们把我们内在的需求投射出去,以为这个人一定能满足自己的需求,可热度一过,才发现对方根本就不是自己想象中的那个人,各种问题就随之出现。这也是为什么我们看到那么多所谓"相爱"的人在一起会制造出那么多的痛苦,因为彼此都是以爱情的名义在索取着对方的爱。爱情常常就变成了互相的占有、怨恨和控制等,还有一些人也借着爱的名义进行情感敲诈。

的确,有很长一段时间,我并不想真正走入一段关系。我对人们所谓的"爱情"很失望,对失去自由的时间和空间很恐惧。随着自己的成长,我内在的爱也一点点地成长,我变得越来越爱自己。渐渐地,我发现自己对爱情的渴望也消失了。因为本自具足,并不需要用另一个人的爱来证明或满足。以前把自己的注意力锁定在某个特定的人身上的"爱情"，开始变得越来越泛化和模糊。是的，我爱我的朋友，我爱很多的人，而这份爱比小我的爱情来得更伟大和纯粹。

随着内在真爱的增长，对性的渴求也降低了，这是一个自然的过程。以前看一本书中曾提到，说一个人内在真爱开始增长，性能量就自动地转化，它被升华成爱，而这的的确确地发生在了我的身上。这个爱不同于我们前面所说的"爱情"，它是一种单向度的流动，是一个不求别人回应的付出，就像是一朵花开了，自然散发出芳香，而不在乎有没有人能闻到。而我们现实生活中所谓的爱情，有多少不是荷尔蒙作用下的一个伪装呢？我从来都不反对性，鼓励大家去享受性的喜悦。只是，随着体内能量的升起和转化，我发现，性欲变得越来越少，而身体在经历那个能量振动所经验到的喜悦和空灵，是任何性高潮都无法比拟的。我们每一个人的能量都来自于性能量，因为那是我们之所以来到这个世界上的原因，但是，性能量是可以转化和升华从而成为爱、慈悲以及智慧与灵性的。印度一位大师说，一个不再执着于性的人就真正开始成熟，当然，永远不要压抑性，压抑的结果只会让你更执着。去发展内在的真爱，性就会自然掉落。女人们也不用担心，你们以为自己渴求的性高潮就是梦想中的钻石吗？其实，跟那个接近真理时的能量高潮比起来，那些只是一些石头而已。

不过，如果你没有或少有体验性的美好，我劝你可以从普通的性爱去体验，尽管性只是我们内在想要去与上天融合为一体的一个替代品。但是，对于大多数还执着在想要体会更多性高潮的女人们，那就去体验，否则你总是会处在那个无法得到满足的渴望当中。但是，女人们要记住，不是男人让女人有性高潮的，那完全取决于你自己的敏感和对自己身体的经验。它取决于你有多接受你的身体和接受你自己。你和对方在一起的时候有多全然投入，而不是带着满脑子的幻想。如果你总是在想让对方经验你的好、你的美、你的性感和圣洁，你有着种种"预谋"和伪装，那你就错过了对自己的身体的接受和体验。高潮来自于你完完全全地接受自己，也完完全全地接受对方（至少在那一刻是如此），是没有罪恶感，没有羞耻感，没有表现欲，没有征服欲，全然地敞开和自然地流动，是两人爱意的深入，是彼此忘记自己也忘记对方的合二为一。而那个瞬间，你经历的也是神性，可惜的是，普通肉体的高潮持续得太短暂，并且，如果你一辈子都执着于此，就没有办法接触到一些更高层次的生命体验，比如爱和智慧。

那么，我还会对爱情有期待吗？从根本上来讲，没有期待。因为期待本身就是一个将自己的需求向外投射的事情，我已经学会了不再对别人期待，更不对未来期待。但是，我对高品质的爱却是全然敞开的。为什么说是高品质呢？我理解的爱是：平等，自由，不占有，不紧抓，可以白头偕老，但不对对方产生权力感。高品质的爱是心与心的相遇，全然的信赖却不托付，全然的融合却不失独立……我们的生命不应该有妥协，既然我们不可能寄希望男人来养女人，我们为什么要妥协？我要的是全然的爱，哪怕只有一晚在一起，也应该是全然的。不要让你的种种标准、思想观念和幻想夹在你和爱人中间，而错过了双方真正的相遇。事实上，也只有这样的爱，才会让我心动。否则，爱自己和爱朋友就已足够好了。

也许，女人们会觉得担心，这么高的标准，怎么可能呢？事实上，可能恰恰相反，这是一件很切合实际也很简单的事情。不信你可以试一试，你如果和男友或者老公的关系，真正能够做到全然地，不夹杂任何陈见和权力感地和对方相处,打开你的心,并真正地听到对方、看到对方,哪怕只是那么一小会儿,你都会发现你和他的互动之间会有一种全新的品质。这种滋味微妙又动人,这就是爱的滋味。是一个活生生的,发生在当下的爱。而当你可以这样地去爱一个人时,甚至根本不需要对方是不是以同样的方式来爱你,你就自由了。你就可以充分地享受在一起的每一片刻的美好,而一旦分手,也不可能会有任何的伤害,你甚至完全可以做到带着全部的爱意而分手。

我想,假如再有爱情来临,我已经知道该怎样去爱了,而这,正是我能给自己也是给对方最好的礼物。

女人与小孩

孩子是一个珍贵而独立的生命,当你决定了把他带到这个世界来之前,一定要想清楚自己真正的目的是什么。在你还没有学会为自己负责任的时候,是不可能真正为孩子负责任的。孩子不应该成为生命或爱情的赌注,他应该是一个祝福。因爱而来,因爱而成长。

我不知道这个小孩怎样凭空而来

他可能让我告别长久以来的摇摆

带他回来给他一个温暖的家

每天晚上散一个小小的步

慢慢有人说那个小孩长得像我

跟我一样需要爱,一样的脆弱

跟我一样害怕孤单和寂寞

像我这样的一个女人以及这样的一个小孩

活在世界上小小一个角落

彼此愈来愈相像

愈来愈不能割舍

……

《女人与小孩》,一首齐豫唱过的歌,我虽没有小孩,但这却是最能让我理解有了小孩的女人的歌曲。

有人说"孩子是父母爱情的结晶",在你对生命有了更深的体悟,对所谓"安排"有了更深的体悟之后,就会知道,一个孩子来得不是那么简单。如果他带着父母双方的爱而来,那是他的幸运,可是,一个生命并不是一个叫作"爱情"这个东西的副产品,哪怕你叫它"结晶"。一个孩子是主动选择通过你们两个的生命通道来到这个世界上,而你,一个母亲,所能做的唯一选择只是,要还是不要这个小小的生命。他不是为了你们俩的爱情而来,而你,也可能不是因为爱情而选择了他。

关于孩子的自主选择我们姑且不论,因为大多数的我们确实"不知道这个小孩怎么凭空而来",我们能够讨论的只是自己的选择。

很多人选择结婚或生子,是因为"应该"——在我们从小到大的学习过程中,脑子里接受了非常多的规则——别人告诉你"应该这样"、"应该那样",所以,很多人是因为"应该"而生子。我把这看作是一种被动选择,年轻的夫妻,没有带着一份清醒的意识去选择要还是不要孩子,活在别人告诉他们的"应该"里。所以,稀里糊涂地生了小孩,稀里糊涂地做了父母。

据我的观察,孩子,常常容易成为一个女人选择"抓住"爱情或婚姻的砝码。两个人在一起时间久了,激情不再,生活一成不变,平淡无奇。所谓爱情,变成了一份日渐遥远的记忆。更有甚者,感情变质,分手的想法开始以越来越高的频率出现。这个时候,女人常常会想,要个孩子吧,有了孩子,以后一切就好了。是的,孩子是一个天使,当他如此无助地来到你身边的那一刻,你身上的母性强烈到无以复加,自此,你便可以"告别长久以来的摇摆"。

有的人表示反对,一个女人有了爱情时,才会想给一个男人生孩子。冒着身材走形，容颜变老的危险去生孩子，不是因为爱情那是因为什么？我只能说，如果把孩子作为自己爱情的筹码，或者哪怕是一种对爱的表达，就有点儿太自私，至少是太盲目了。

我知道一位朋友，生了三个孩子。第一个孩子是跟前夫生的，第二个是跟她的情人生的，第三个是跟现在的丈夫生的。第一个孩子判给了前夫，她几乎没有机会见到孩子，生第二个孩子时，当时的情人还是人夫，她以为可以用孩子来表达自己对爱的决心，但事实是，这并没有使这个男人离开自己的妻子而投入她的怀抱。她是个坚强的女人，一个人带着这个孩子生活了几年。如今，她嫁给了另外一个男人，并且很快又生了第三个孩子。她被朋友称为敢爱敢恨的女人，可是，我却不敢苟同。你可以投入地去爱，但是，不要轻易地把孩子作为对爱的表达。因为，你也许真的还不知道能够带给孩子些什么，那不在于你有多大的决心和有多么坚强。

一个孩子需要父母双方的爱才可能身心健康地成长，他/她从母亲身上学会柔软，如何尊重男性，从父亲身上学会坚强以及如何尊重女性。少了任何一方都可能会产生问题。但是，现在离婚的夫妻越来越多，未婚妈妈甚至也成为一种时尚。社会的宽容度越来越高，给这些家庭的孩子带来一个相对较好的环境，但是，这并不是说不会给孩子的心灵造成影响。所以，在我们做出选择之前，一定要自己做好心理准备。明确如何将坏的影响降到最低。

很多夫妻在心理上完全没有准备好的情况下就生养小孩。从小到大，没有一门课教我们怎么做父母，我们为人父母的一点儿知识是从父母那儿学来的，而这些指示未必正确的。回想一下自己成长的经历就知道我们有过多少对于得到父母的爱与认同而未实现的渴望，而这些未实现的渴望,又会如何影响我们的人生,你知道吗?

每一个孩子来到这个世界,都是来寻找爱的,就像我们自己一样。你尽管有足够的爱给孩子。我也不怀疑你有爱孩子的心,可是,先问一句,你爱自己吗?你有多爱你自己?因为一个不爱自己的人是没有能力去爱别人的,哪怕这个别人是你自己的孩子,因为你会有心而无力。有的女人对我说,孩子就是我的天,我所做的一切都是为了孩子。可是她连自己的生活都过不好,情绪常常失控,甚至有莫名的抑郁或烦躁,她认为她为孩子所做的牺牲就是爱。但是,很可能事实正相反。心态不健康的父母给孩子的爱是不可能健全的。因为,这种"爱"要么以牺牲为前提,要么以对孩子的控制为归依。前者会让孩子觉得压抑和负疚,后者会让孩子有压力甚至叛逆。

说了这么多,不要以为我的主张是大家不要孩子。我只是想说,孩子是一个珍贵而独立的生命,在你决定了把他带到这个世界之前,一定要清楚自己真正的目的是什么。在你还没有学会为自己负责任的时候,是不可能真正为孩子负责任的。孩子不应该成为生命或爱情的赌注,他应该是一个祝福。因爱而来,因爱而成长。

　　一起听完齐豫的《女人与小孩》:

　　我不知道这个小孩是不是一个礼物

　　但我知道我的生活不再原地踏步

　　陪他长大给他很多很多的爱

　　让他拥有自己的灵魂和梦

　　因为一个小孩是一个神秘的存在

　　跟星星一样奇异一样发着光

　　跟水果一样新鲜花一样芳香

像我这样的一个女人以及这样的一个小孩
活在世界上小小一个角落
彼此愈来愈相爱

愈来愈互相依赖
愈来愈相信安排

就只是爱

我突然意识到这就是所谓的"爱恨关系"。我们常常觉得在爱一个人，可是转眼之间，我们也怀着对他深深的恨。

我的生命中常常碰到叫 J 字母的男人。那一年我遇到一个有两个 J 字母的人，姑且叫他 Double J（简称 DJ）。DJ 几乎如一句谶语描述的那样，注定要带给我带来双倍的磨炼。我们双方都觉得彼此过于相像，像是镜中人，几乎都是第一眼就爱上了对方。实际上，心理学上有内在男人和内在女人一说，我们每个人爱的都是自己的内在男人或内在女人，我们所有的努力都是想要去和自己内在的另一半会合。

我们因为相像而相爱，彼此都觉得刻骨铭心。但是，我们最后还是走向了分手的结局。当时的他面临太多的内在矛盾，而我那时候虽然已经在开始向内走了，但是"功力不够"，情绪也常常失控，那时候虽然已经在某种程度上学着去妥协，可是，仍然无力面对那份折磨。两个人思想的锋芒如两把锐利的刀子，碰到一起就会受伤害。

我们在一起的时间不到两个月，可是，我却花了两年多的时间来走出那份纠结，这当中有我们彼此的牵挂，有分分合合，我也因为无法面对那份伤痛而选择了离开 S 市。但是，我没有离开心灵成长的路，实际上，我用了两年的时间来医治我内心爱情的幻象。我对待自己的内心就如同剥洋葱一样，层层深入，不停地去看清其中的期待、欲念、幻想、失望、矛盾、自责、怨恨、妒忌等。在他决定要和另一个女人结婚的时候，我仍然泪流满面地为自己做了一次内心的对话和治疗。后来，我们终于真正地把对对方的深爱埋在心里了，并发展成为更大的爱——友谊。对于一个浪漫如我的女人来说，这实在是一个蜕变。

这一次我去 S 市办事，约好周五一起吃晚餐，之前因为他忙着出差而没能见面。我们彼此都很想念对方。在和他的关系中，我一点点学会了不再对别人有期待，这是他今生给我的最大教训。

在九型人格中，他可能是三号，工作是永远排在第一位的。这一点，是我之后学了九型人格以后才理解。之前，在工作和约会之间，他常常会因为工作而忘记或者推迟约会，这实在让我这个把爱情当饭吃的四号觉得不可思议。

话说回来，周五的中午他告诉我，他没办法和我见面了，因为丈母娘病了，他必须和太太一起去看丈母娘，而他实在是太忙了，周末也经常工作，实在抽不出时间来见我。虽然我已不再对他有任何期待，可是，我仍然感觉非常不舒服：怨恨、悲伤、失望……在几秒内迅速地跑出来。我觉察到这些情绪，于是，我告诉自己，允许自己有情绪，给自己一点时间。我的眼泪在眼眶里打转，我在想他所面临的现实，虽然那个老太婆一定是他不想见的人，可是，他生活在他自己的现实世界中，那些人，我们可以不爱他们，不想见他们，可是他们对现实生活的关系十分重要。我在想，在他的朋友圈中，我是否真的如他所说的那么重要……三分钟，我让自己平静下来，给他发短信，说希望有一天我们能见面，并祝他周末愉快。他回短信说，希望有一天能去北京看我，我没当真，我对他的话从不当真。因为这样的话他说过 N 次了。可是，他就是他，一个永远生活在没完没了的工作中的人，我常常因此怀疑他是否弄丢了自己。可是，突然间，我对他的爱意又冒上来了，我说的爱是那种大爱，我想给他发短信告诉他我很爱他。可是，又怕他误解，最后什么也没写。

第二天，我突然意识到这就是所谓的"爱恨关系"。我们常常觉得在爱一个人，可是转眼之间，我们也怀着对他深深的恨。记得有一次上课时，老师让我们说"我恨你"的时候，我当时还想，我现在谁也不恨，可是喊着喊着，我意识到我恨他，恨这个 DJ，我当时不由自主喊的竟然是"我恨你，我那么爱你！"这一次，我再次意识到这个爱恨关系。爱与恨是同一个通道，就像一个钟摆的两头，我们有多少爱就会有多少恨，这就是普通人所说的爱与恨。

但是，大爱却有着不一样的品质，有人把它叫作慈悲。它是完全单向度的，从内在流出，不求回报。随着我一点点地清洗自己，越来越多地接纳自己，内在爱的能力也开始增长。我开始懂得什么叫"我爱你，我可以随时离开你，也可以随时让你离开我。"以前的我，活在深深的"爱恨关系"中而不自知，很多时候，爱情只是自己的幻想，总以为会有一段惊天动地的爱情等在那里，而我要的幸福就会发生在某个不可知的未来……这些年，我渐渐学会了不再幻想。而那一天，在我警觉地意识到我那个片刻的爱恨转换之后，经验到一些不一样的东西，恨意全然地消失了，心里就只有爱了，单向度的爱。

我们的教育总是在教导我们不要去恨，要去爱。但是，当整个社会都不允许我们去恨的时候，我们的爱也是不可能出来的。实际上，只有允许自己恨，并且把内在的恨意完全倒干净之后，真正的爱才能如泉水般涌出。

　　这两天,走在街上,看着不同的陌生人,我的内心也时时涌动起一股暖流,那是爱,只是爱,无论男女、老幼、美丑。我觉得我爱他们,尽管他们无从得知……可是,我知道,我在爱着。我在爱着,而它没有理由,也不需要理由,我只是纯然地在爱着,我的内心因此而充满了甜蜜的芬芳。

爱哪有什么真谛

我们常常会听到人们在对他们的男女朋友、妻子、丈夫说着："我爱你！"那些人几乎全都是骗子，当然，有些人并不知道自己在骗人，他们以为他们真的在爱着对方。

有人问我，什么叫作爱的真谛。其实，我真的不知道。这是属于头脑层面的问题，比如说，真谛、要义、主义、中心思想等，都是头脑总结出来的东西，是它虚构出来的真理。头脑总是忙着做总结、下定义、贴标签。如同一朵花，一旦给它贴上一个标签，告诉它说，这叫"玫瑰花"，它就在那里终结了。它以为它知道了什么是玫瑰花，并满足于这个新的概念、新的知识，然而却错过了这朵花的芬芳。我们的头脑常常就是以这种方式来切断我们对世界的经验的。

爱是属于心的，它是一种经验，是无法被头脑所了解的，而心从来不会问问题。爱是一种特殊的能量振动，只有当你经验了，你才会知道。可是小心你的头脑又在开始想象到底什么是"能量振动"，过一会儿，它就会说，"噢，我知道了。"而你，就是这样一次又一次地被你的头脑所欺骗，并一而再再而三地错失你的爱与生命。是的，当你还在问问题的时候，就是没有真正的经验过爱。但是，在这里，我还是试着用语言来描述那不可被描述的。

爱其实是每一个人的本质。但是,只有当你经验到自己的本体(本质)之后,才会发现原来自己就是爱,而在那个状态的你,并没有一个"我"在说:"看,我就是爱。"只有在你的自我消失的刹那,在你完全空掉的时候,你才会经验到那个特殊的、微细的能量振动——我们姑且叫它"爱"吧,那时候,没有一个主体在那里感觉到有另外的一个被叫作爱的客体,因为主客体已经合一,而那个合一,就是爱。

你不知道什么是爱,那是因为你的自我还很强大,而自我就是爱的天敌。自我是头脑幻想出来的一个假我,它通过给你一个身份、一些角色、一些不同面向的人格特质和一些想法念头来给你制造出一种虚假的实存感,让你能够认同这些东西,而障蔽住你去经验本体真我。

自我是不可能知道什么是爱的,因为自我得以存活的基础就是分裂、恐惧、竞争、比较、怀疑、伤痛等。而这个虚假的自我,因为浑身贴满着一堆的冒牌货的标签,所以,它就需要不断地用各种假冒标签来贴满自己。所以,有一个文凭是不够的,还要弄更多的文凭;有一点儿钱是不够的,还要有更多的钱;或者有一个女人是不行的,还要有更多的女人;抑或者,有过一次两次失恋的痛苦是不够的,还要更多的失恋;跟丈夫妻子要不停地吵架和好再吵架再和好……你的自我总是要寻找更多的伤痛来戳自己,以证明自己是存在的。如此循环往复,就创造出心理学中所谓的"模式"化,一旦进入模式化,你的生命就剩下自动化的习性反应,从根本上就错失了对爱的敏感。

但是,我们常常会听人们在对他们的男女朋友、妻子、丈夫说:"我爱你!"那些人几乎全都是骗子,当然,有些人并不知道自己在骗人,他们以为他们真的在爱着对方。我要说的是,如果一个人并没有经验过本体之爱,是不可能知道什么是爱,也不可能有能力真正去爱一个人。

他们所说的"我爱你"的背后都有一句话,那就是"请你爱我"。他们可能会给对方买玫瑰花、买车、买房、做家务或者生小孩来证明自己是爱对方的,但实际上,他们所做的,不外乎是想要企求对方来爱自己。自我所做的一切所谓爱的行为,都是出于想让对方来填补自己内在缺乏爱的黑洞,就是一个托着讨饭钵的可怜人,到处向人乞讨爱。

你的自我永远都在阻止你去经验真爱,因为,真爱就意味着自我的死亡——这是它多么恐惧的事情啊!与自我的对抗是不易的,这也正是所有修行人的核心议题。你需要极大的勇气,像个勇敢的战士一样不停地向内走,向内寻找光明的心性,找到内在的真爱。

在那里,你会发现,你从来就是具足无缺的,你就是爱。此前你一直不停地向外找,以为做得更乖巧一点儿、更成功一点儿、更漂亮一点儿,就可以赢得心目中重要的那些人的爱,可是你却错失了你的内心,你不再需要谁来爱你,因为你就是爱,而它多得如宇宙虚空一般,无限无垠,多得你不得不满溢出去,不得不和全世界分享。

就是这样。

在关系花园里种下的一颗种子

人生就是一个课堂，对于我们没有学成的功课，总是要一学再学，因为无处可逃。

生命的礼物，一个接一个，在你准备好的时候，满脸是笑时等着你去拿。

我一直是个喜欢孤独的人，但是我有很多朋友，他们爱我，我也爱他们。我对朋友的期望非常少，不外乎是一起聊天，讨论些精神灵性的话题而已。我不喜欢八卦，也不太喜欢太热闹的场合，我和很多朋友的关系只保持着单纯的真实感。我没有要与他人融合的需求，这并不表示我不欢迎别人来找我玩，我很敞开，但是，是那种被动的敞开。

我一直喜欢朋友之间淡淡的君子之交，喜欢内在的彼此连结，以及超越语言的默契。我知道，自己并不是一个热情的人，而因此也常常被误解，但我知道自己内在真实的温度。对于我个人来说，这就是我对于"朋友"或友谊的定义：彼此在内心牵挂着对方，未必长联系，未必常相守，在一起的时候以诚相待，分开的时候挥挥衣袖。真正的朋友，就如同天上的两片浮云，相遇的时候彼此融合，分开的时候各自散去，了无痕迹。

没有比友谊更简单的事情了，我就是这样简单化地处理身边的友谊,真实感受是我很享受(不知道我的朋友们是否也享受?)。

　　但是,所谓的"关系"似乎有所不同。无论这个"关系"是指工作伙伴关系,还是两个之间亲密关系,还是其他在任何情境或社会结构中所形成的"关系",就相对变得比较复杂。比如同事关系,会牵涉到权、责、名、利的事情,容易让这份关系变得紧张,甚至充满了政治斗争的味道。再比如两性间的亲密关系,也容易因为彼此内在的黑洞而造成相互的期待与伤害。在我过去的人生经验中,面对稍微复杂的关系,我惯常的模式是要么逃避,要么切断。实际上,在内心我有点儿害怕面对关系,包括我前些年很害怕真正地进入一段"亲密关系",认为那对我的修行是一种"打扰",在每次真的要面对一份关系的时,总是在刚刚开始时就想着要如何逃开。

内在的"故事"

内在故事如果不去正面沟通，又无法觉察，就会像滚雪球一样越演越烈。如果双方内在各自上演着各自的故事，那事情就会变得更加复杂，原本很美好的关系，也会失去连结。

所有的关系，最需要警惕的就是我们内在的"故事"。很多灵性导师曾过：痛苦不来自于事实本身，而来自于对事实的解释。举个简单的例子，你在路上遇见 A，主动向他打招呼，而他却面无表情，毫无反应。于是，你的内心开始对这个事实做出一连串的解释："他瞧不起我。"或者"是不是我做了或说了什么，让他对我有意见？"于是，你就变得很生气或者很沮丧，不停地去想到底是怎么回事。事实上有可能 A 是近视眼，那天他刚好没有戴隐形眼镜，并没有认出你来。但是，你内在的解释却让你受苦，而这可能跟 A 毫无关系。

每一天，我们内在都会有很多对事实的解释，而在关系当中，这样的解释不断地堆积就会形成一连串内在的"故事"，最后，就为关系埋下许多地雷。清除关系地雷的方式不外乎两种，第一，及时看到自己内在"故事"的上演，当觉知在的时候，你内在"故事"的上演就很难了，因为"故事"实际上正是头脑中小我所创造出来的。当你看到，不妨说一句："AHA(啊哈)！我看到了"，巴关导师说，看见就是自由。你不需要做更多,只要去看到就好了。

第二,正面沟通与核对。内在"故事"如果不去正面沟通,又无法觉察,就会像滚雪球一样越演越烈。如果双方内在都各自上演着各自的故事,那事情就变得更加复杂,原本很美好的关系,也会失去连结。一对刚刚坠入爱河的恋人,一开始时总是看到对方的优点和彼此的共通点,忽略了各自的差异,但相处一段时间,差异性就开始显现。不同的价值观、处事方式以及行为习惯都会导致"问题"出现。如果看见了问题,不去正面沟通与核对,而是在内在不断地让自己的故事上演,最后就会失去信任与连结。

我的一位艺术家朋友,看见他异地恋的女友在住所墙上挂了一幅另一位艺术家的作品,以及平日闲谈时她对另一位艺术家的了解,就推断出女朋友一定是和那位艺术家有染。但是,他并没有当面询问女友。而是相信了自己的判断,并成为他最终选择分手的其中一个理由。他女友后来是从另一个朋友处听说此事,觉得啼笑皆非,她说,我只是喜欢那幅作品而已。所以,不沟通的结果就是会让内在的"故事"不断变本加厉,而最终长出毒瘤来。

工作伙伴的关系有时也很像恋爱关系,刚开始的时候觉得对方什么都好,日子久了就发现对方跟自己的差异,而当这种差异性的容忍度超过一定的阈值时,不正面与对方沟通,就会导致内在"故事"的上演。不久前,我和我的工作伙伴也一定程度地上演着各自的故事。而我惯常的关系模式是,不愿意沟通,想当然地认为对方应该了解我的动机及出发点(想当然,也是关系中很大的一个致命伤)。积累了一段时间以后,以至于我明显的感觉双方失去了对彼此全然的信任,而这个时候我的旧模式又再次地跑出来:逃避。我找了一些理由想逃离这段关系,以我要出去做讲师为由,决定不再一起合作。但是,任何的关系,如果你不能做到真正的"淡然处之",也就是说在这个关系中你的内在没有任何"故事"上演,你就一定会受苦。

但是,如果你对一段关系还有期待,或者觉得重要,而你无力化解那些误会或积怨时就会因此而受苦。我是个对内在的痛苦很敏感的人,在压抑了自己很多天以后,也借着一个难得的机缘,将自己内在的故事和盘托出。令人欣喜的是,她仿佛一直在等着这一刻的到来。于是,我们双方都开始了真诚的交流,我们把过往这两三个月以来,所有内在的故事都一点点端出来,说出各自当时对对方的期待,以及对某些事情的不同解释,就这样,五六个小时过去,一直谈到凌晨三点。期间有眼泪,有欢笑,有狂喜……我们一直在惊叹:太美了! 很多的答案也因为这次的沟通而呈现出来。我们约定,今后,要把这样的沟通一直进行下去,我们要共同建造一座关系花园。

那么,我们要如何做到正面沟通呢? 我想,有以下几点是值得注意的:

第一,找一个合适的环境。要保证在这个环境中,你们是不被打扰的,是相对安静且独立的。如果有手机,最好是关机或静音,要让对方感觉到你对他/她的重视,以及对这次沟通的重视。

第二,要尽量看着对方的眼睛,说出你的困惑或者正在关心的问题。眼睛是心灵的窗户,当我们正视对方眼睛的时候,表示我们的心是向对方敞开的。

第三,尽量说出自己的感受,而不是上来就说出你的评判。感受是指你内心的真实体会,包括一些情绪体会,比如你觉得心里难受,悲伤,愤怒,或者其他情绪状态。但注意不要落入对对方的评判与指责中去。

具体的步骤可以是这样的：

1.我听到(或看到)某事情或情况……(指出关于你与对方之间的事件)

2.我对此的感受是……(关注点在自身,而不是在对方,否则很容易变成评判或指责)

3.我对此的解释是……(指你自己的内在故事,关注点仍然是自身,而不是对方,并以此区分个人的解释与事实真相之间的不同,给事实真相留有余地)

4.我想要与你核对一下你的真实想法……(给对方发言留出空间)

第四,可以告诉对方,你很在乎或者说很重视与对方的关系,说出对方在你心中的重要地位,这样做永远是加分的。

第五,良好的沟通模式不是在一天之内建立的,不要因为一次不成功,就否定自己的正向的努力。多多练习,就会发现,生活与工作中的沟通变得越来越顺利了。

一个人的亲密

亲密是一份带着静心品质的觉知，是一种自我意识消失的融合感，是一份没有主体与客体之分的完全的合一状态。它不一定需要因为某一个特定对象而产生，你可以在独处时，在完全进入自己的内在之后经验到它。

很多人以为"亲密"是两个人的事情，儿女情长、卿卿我我、你侬我侬，以为这就是亲密的最高境界。其实，真正的亲密，与他人无关，只与自己有关。

一个无法与自己亲密的人，是不可能与他人真正亲密的。

我们看一下亲密的几重含义。国人喜欢说"亲密无间"。所以，亲密首先指的就是一种融合感。而人类最初的融合感来自于在子宫里与母亲融合为一的感觉，这种感觉一般要持续到婴儿出生后的 15 个月左右，在小孩子的眼里，他与周围的一切都是融合的，他的"自我"感还没有出现，与周遭的界分意识也尚未形成。

随着孩子的长大，分离感日渐增长，有些研究甚至表明孩子从出生那一刻起就产生了分离感，而现代的所谓"文明"的在医院出生的方式也是造成很多出生创伤最大的原因，有些创伤甚至会伴随孩子的一生。总之，与母亲的分离是孩子的最大恐惧，也是人类最原始的恐惧之一。因此，很多人想要"亲密"的渴望，实际上来源于对分离恐惧的逃离，是一种想要回到母亲子宫里的渴望。健康良好的子宫对于一个胎儿来说，是一个圆满而知足的天堂，在那里，婴儿往往能够经验到安全与满足。

长大后，再回到母亲的子宫里是不可能的，于是，我们就会想尽办法从外在的对象获得那份融合感。在刚刚坠入爱河时，我们是容易经验到融合感的，也就是自我感的消失，但是，很快融合感会不见，自我感会再度回来。于是，内在的不满就会再度出现。其实，在性高潮里，人们也会短暂地经验自我消失的融合感，这也是有些人一再地迷恋性爱的深层潜意识的原因，这也是一说到"亲密"，人们就会想到性的原因。性爱可能带来亲密感(有时候性爱也可能带来仇恨厌恶等情绪)，但真正的亲密未必一定需要性爱。

亲密的第二个面向是接纳。我们在关系当中经验到的亲密，以及我们因此对亲密所生起的向往与执着，很多时候是因为，在亲密感里面我们感觉到自己是完全被接纳与被认可的。在两个人的关系当中，如果没有完全对彼此的接纳，亲密就无从产生。婴儿为什么会在母亲那里经验到亲密，就是因为母亲对一个刚出生的婴儿往往是无条件的接纳，而随着孩子的长大，母亲的要求也随即而来，从而失去了全然的接纳。于是，孩子内心会经验到挫败感甚至是痛苦。成人关系一样如此，一旦要求出现，亲密就不再单纯了。

亲密的第三个面向是真实。如果我们总是企图掩藏某些方面不想让对方看到，完全的亲密也将变得不可能。完全的坦诚，不做作、不伪装、不掩藏，愿意在对方面前做自己，也允许对方在自己面前做他/她自己。

亲密的第四个面向是信任。没有信任是亲密无从谈起。在亲密感产生的同时,会有一份无条件的信任随之产生。对于大多数人来说,这样的感觉只有在早年与母亲在一起时才会有。长大之后,太多的怀疑、算计早已让人心与人心之间筑起了厚厚的樊篱。

亲密的第五个面向是放松。这其实是亲密的前提条件,是前面四个面向的基调。亲密的状态是不焦虑不紧缩。亲密是完全地敞开自己,任何的恐惧与不安全感都会阻止它的开展。

回头来看亲密的五个面向,有哪一个不是只和自己有关而与他人无关的?

首先阻止我们经验亲密的是融合感的不可实现,而造成这种状况的最大原因就是强大的自我感。与宇宙万物合一是每个人的本体天性,但是,虚假的自我感让我们看不到自己的本体,内在往往产生出隔绝感、空虚感与匮乏感,带着这种感觉的人总是试图逃开而拼命向外寻求救命稻草。我们不敢跟自己相处,无法与自己亲密。这样的人一旦抓住了某个他认为合适的对象,就会有一种想要占有对方或强烈倚靠对方的需求。因为,他还没有经验过自己内在的自足,不能算是真正的长大成人,在他的内在还只是一个想回到子宫的婴儿。哪怕他可能经验片刻的亲密,但那个经验也是不长久不可靠的,因为,没有一个人会真的变成他的子宫。

第二个面向,关于接纳。一个不接纳自己的人是不可能接纳别人。在我们的外面,没有别人。我们眼里所看到的世界都只是我们内在心象的投影罢了,所以,一个不接纳自己的人眼中的世界总是不完美的。评判是接纳的敌人,而不接纳的人总是有很多的评判。他总像是揣着无数的小刀,一不小心就飞出去一把,不是伤人就是伤己,这样的人如何能了解亲密?而一个接纳的人,他可以看到自己或他人的缺点,但却无法头脑中升起评判,他如实地接纳眼前的实相。

第三个面向,关于真实。一个对自己不真实的人,当然也不可能对别人真实。而一个能够做到对自己百分百真实的人,也绝对不惮于对他人敞开。虚伪与掩藏是亲密的毒药,一个不敢真实面对自己内心的人,无法与自己亲密。一个对自己真实的人,是可以看到自己的内在最隐秘的想法而不怕将之揭露出来的人。这既需要勇气,也需要觉知。

第四个面向,关于信任。一个不能百分百信任自己的人总是不可能百分百信任别人。怀疑与算计是因为头脑还在,当我们带着头脑时,就很难进入亲密。

第五个面向,关于放松。显然,一个内在不放松的人是不可能有真正的外在放松。焦虑和紧缩感可以变得很细微,但只要它在,就会影响我们真正的亲密。放松会给我们带来一个宁静的背景,它是一种"没什么大不了"地放下的态度,它使得一切的发生都变得自然轻松,它是静心。

我说,亲密与他人无关,而只与自己有关。当你学会了如何与自己亲密时,与他人的亲密就会变得水到渠成。

亲密是一份带着静心品质的觉知,是一种自我意识消失的融合感,是一份没有主体与客体之分的完全的合一状态。它不一定需要因为某一个特定对象而产生,你可以在独处时,完全进入自己的内在之后而经验到它。从修行的角度来看,当你很深入地进入内在的自己时,你会发现自己不见了,会化作周围世界的一切,甚至和世界的界分也消失了。你与存在产生了最大的融合与亲密,你就是它,它就是你,而这样的亲密感是最深刻的滋养,你再次回到了子宫——宇宙的子宫,更确切地说,你的内在本来就携带着这个宇宙的子宫,无须外求。你,就是子宫,就是融合,就是亲密。

请不要以爱的名义

请不要以爱的名义，因为"爱"这个字眼，太高贵，而它，确实被滥用了。很多人在说"爱"的时候，他们其实根本不知道自己在说什么。

有人说，他/她爱我，因为他/她离不开我。我们经常听到恋人间这样对话：离开你，我就没法活了。我们以为，这就是爱的宣言，以为这就是最高境界的爱。可是，这是很低层次的情感，它根本不是爱。说这些话的人，根本还不懂得什么叫作"爱"，所以，请不要事事都以爱的名义，不要让"爱"变得那么的不值钱。

我们常常误把依赖和托付当成了爱。对不起，亲爱的，依赖不是爱。依赖源自于恐惧，源自于内在缺乏爱的黑洞，源自于缺乏安全感地紧抓，源自于不向内看而向外渴求的习性模式。爱是什么？爱是恐惧的消失，一个有真爱的人是没有恐惧的，这句话也可以反过来说，一个有很多恐惧的人一定是缺乏真爱的。

一个过度依赖的人，就像是一个托着讨饭钵的乞丐，处处向人乞讨爱，他们的乞讨对象会是很多人，父母、老师、上级、爱人、朋友；有时候，也可能只限定在一两个人身上，比如说，恋人或丈夫、妻子，但这都不妨碍他们的乞讨心态，请你爱我吧，你不爱我，我就没法活了。很多人对我们说着爱，只是为了换取自己的安全感。有些人可能要反驳我说，不，他/她为我做很多事情，照顾我的生活，他/她是很爱我的。对不起，这只是他/她乞讨的策略而已，当然，他/她的意识并不知道自己是在用策略，但他/她的潜意识是知道的。因为他们内在缺乏爱，知道自己是给不了你爱的，只能通过这些方法与策略，来给你一个看起来像"爱"的替代品——照顾。有时候，这个替代品也会是另一个东西，它的名字叫作"责任"或者"道德"。

责任是什么？道德又是什么？它们都是用来满足社会功能所需要的，源自于头脑的另一种恐惧，害怕被抛弃，乱套和无序，不相信自己或他人可以做得到，不相信自己或他人有自律的能力等。因此，强加给你一些所谓的责任与道德来约束你的行为。不要去相信这些头脑的把戏，如果你心中有爱，就一定会为你的爱负责任。如果你的心中没有爱，那些责任与道德就只会变成你的枷锁，变成让你人格分裂的毒药。

当社会给人们套上道德的枷锁，当你身边的亲朋好友以"爱"的名义来照顾你关心你时，是否以为就得到爱了？是否以为从此过上幸福的生活了？可是，亲爱的，我怎么看不见你发自内心的微笑呢？被人需要是幸福的，可是，有多少人在用他们的"爱"来剥夺你内心的自由，你只是一个有意识会呼吸的物品，被他们占有了而已。你被那些绳索捆住的同时也捆住了别人。这就是多数，让人透不过气来的生活。所以，请不要随便以爱的名义，因为"爱"太高贵。很多人在说"爱"的时候，其实根本不知道自己在说什么。

爱是什么？爱是当你经历风雨后，内在那颗灵性的种子开出芬芳的花。爱是了解，了解自己就是那最美的花朵，也了解他人与自己一样，都怀揣着那颗即将开花的种子。爱是接受，接受这个完美世界里一切的不完美。

爱是什么？爱是自由，而不是占有。当你真正地经历过你内在本体之爱时，就会深深地知道，爱是自由，它如空气一般轻盈，如宇宙一般浩瀚，爱就是无疆界，爱就是胸口一份无限扩大的感觉。一个人是有爱的，当他了解了爱的秘密之后，就会是博大的，他一定不会想占有，因为不需要。就像我们不会想占有空气，它太多了，弥散在我们的周围，我们无须去占有。

爱是什么？爱是给予，不是索取。爱是无条件地付出，是不求回报地给予。它不会伸一只手说给你，另一只手却藏着说，请你也回报给我爱。它不会玩花招，不会使手段，它只知道付出。因为，这就是爱的品质。当一个人充满爱的时候，他就不得不满溢出去。这种满溢甚至是无方向的，它只流向东边而不流向西边。爱就是全方位的满溢。

爱是什么？爱是尊重，不是强迫。爱是尊重自己和他人的生命，爱是尊重自己和他人的选择。在爱着的人，一定会尊重每一个生命的不同，会宽容会接纳，会允许每一个生命以他们自己的方式去成长，去探索，去寻找属于自己的使命，去呈现他们各自的生命之美。

爱是什么？爱是信任，不是怀疑。信任的另一个面向是爱。当你有爱时，一定是信任的。既信任别人，更信任自己。哪怕你的信任被另一个还没有找到内在之爱的人滥用了，你也觉得没问题。因为，一个有爱的人总是能看到其他人内在最良善的一面，总是为他人着想。而一个有爱的人，也一定是一个输得起的人，他相信自己再大的逆境也能闯过去。

爱是什么？爱是负责，不是逃避。有爱的人一定是一个负责的人，这个负责任不是社会或他人强加给他的，而是他发自内心的承担。有爱的人一定是为自己的情绪及行为负责的人，他不可能逃避，不可能推给他人。道德家们常常会担心说,这个社会如果真的给每个人自由,那会一片混乱。其实,一个内心真正自由的人恰恰会变成一个高度负责的人,他会很自律。因为没有人和隐形的条框压制他,他不需要通过变"坏"来触碰自己及他人的底线。生命就是一场不断触碰底线的游戏,直到底线完全消失,因为真爱就是彻底的良善,它没有底线。

爱是什么?爱是独立,不是孤独。一个有爱的人,完全可以和自己在一起并享受和自己在一起的时光。他有着一份独立的品质,而不会觉得孤独。有一句歌词叫是"孤独的人是可耻的",孤独的人是可耻的,也是可怜的,因为他还没有找到他自己,所以,哪怕身边人山人海,他的内心仍然是一片失去连结的荒岛。

爱是什么?爱是融合,不是纠缠。找到真爱的人,会发现自己和世界是一体相连的,与他人之间也是有着深刻连结的,当然,与恋人之间也是如此。可是,这份连结不是纠缠,是融合,是你中有我,我中有你的融合感。纠缠让人紧抓,想占有,而融合却不是,即使对方远在天涯海角,心却在一起,洋溢着幸福与满足感。一个有爱的人,是可以享受分离的,因为他知道,离开并不意味着爱的缺席。有谁能够斩断空气呢?身体离开了,爱还在。

爱是什么?爱是关心,不是担心。有爱的人是懂得关心的,他会关心他身边的人,亲人、爱人、朋友,他也会关心这个世界上其他角角落落的人。有爱的人从来不用担心,因为担心源自恐惧。一个有爱的人,是一个了悟生命奥秘的人,他会了解死亡并不是一件可怕的事。一个有爱的人,是一个超越生死的人。所以,他不会担心,他没有恐惧,他更不会将自己的恐惧投射出去而变成担心,送给他至爱的人……

所以,亲爱的,请你告诉我,爱是什么?

在爱中静心

如果渴望来得强烈，我就会去看，渴望的背后是什么？是自己不能和自己在一起吗？真的有一个外面的人可以让自己变得更圆满、不孤单吗？

我钟爱的灵性师父说过：如果没有静心，所有的关系都将是一场灾难。

是的，我们曾经多少次制造了这样的灾难？！我们的亲密关系中充满了占有与被占有、操控与被操控、渴望、期待、比较、嫉妒以及相互间的企图改造……

这一次，我想重新建构一份关系，一份充满温情的，充满静心品质的关系。

虽然还会思念，可之前直接就落入了思念的漩涡中而不能自拔。而现在总是能从那些念头中回到自己的中心，回到当下，回到宁静与喜乐当中。

有时候会想打电话或者发短信，以前就毫无节制地任性而为。现在会停一停，回到自己的中心，去看看真的有那个必要吗？

依然会想，他在干什么？以前就开始在脑子里编长篇的故事。现在会停下来，回到自己的呼吸里，将注意力拉回到自己的身上。

以前会不停地问对方,你爱不爱我?现在不会。因为不需要对方的证明,只要自己在爱中,那就是爱。爱并不是双向的,爱其实是单向的。

以前会急着向对方诉说,仿佛要让对方迅速地了解自己,尤其是了解自己所有美好的一面。现在不会,常常喜欢静静地和对方待着,全然地做着真实的自己,不再关心自己的过去,也并不想关心对方的历史。做一个全然活在当下的人,是那么的幸福,也是那么的鲜活。

以前会不自觉地挑对方的毛病,想把对方改造成自己想要的样子。现在不会,全然地接受他现在的样子,愿意对方只做他自己。

我依然会渴望,渴望他来电话或者发短信。以前的渴望充满了激情与非如此不可的执着。现在不会。让渴望来了又去,我只是去看,变成了一个观察者,观察自己的渴望如何升起,如何落下,观看那些想法如何来了又去,不去评判,对于任何的想法,都不迎不拒。如果渴望来得强烈,我就会去看,渴望的背后是什么?是自己不能和自己在一起了吗?真的有一个外面的人可以让自己变得更圆满、不孤单吗?当然不是。于是,又回来,深深地呼吸几下,回到自己的中心,将内在的注意力放在自己的心或者丹田……

就是这样,这些分别的时刻变成了我静心的时刻。

曾经一度,我疑惑为什么让我等这么久,到现在还要设计分离。几天下来,我知道了这个设计的巧妙。是的,以前所有的修炼在这一刻全都变成了考验,看看平日里可以轻易做到的事情,在爱情来临的时刻我是否还可以做得到。要知道,我以前可是个真正的"爱情上瘾症患者",有了爱情就可以喝空气过日子,可现在不会。爱依然很美,但是更温暖,更真实,也更平淡,更加懂得在爱中静心。

你问我爱你有多深

这个爱,不是你以及很多人所以为的罗曼蒂克式的爱情——那些其实都是幻象,这个爱是真正的爱,它来自于心轮的震动,甚至可以说它来自于你的存在,跟你的存在一样古老而久远,它与我们的本源紧密相连。

这些天总是想起这句话:你问我爱你有多深?它来自一首情歌,但在今天的我看来,它已不再是一首情歌。

亲爱的,我对你的爱,深不见底,那是灵魂最深处的震动。穿过所有表面的角色、身份、年龄、人格特质,等等。仿佛一直以来我都在寻找你。不过,这个你,不是你以为的你。因为你还只是认为你就是你的思想、你的人格特质、你的行为模式、你的情绪以及你的不同的身份及角色。不,我爱的那个你是真正的你——最本质也最真实的你。因为,在那里我也同样看到了我自己。

其实,我爱你就像爱着我自己,从你那里,我看到了我自己。很长时间以来,我都是爱着自己的,我知道自己是那个最值得珍惜的,已经找到了我内在的钻石。当我遇见你,我知道,从此以后我变得更完整。因为你是我的一部分,而我也是你的一部分,我们是同一个生命体的阴阳两面。

你现在还无法理解我的爱,那是因为你还没有在你的内在找到属于自己的爱。只有当你找到了它,才会了解,这个爱不是你以及很多人所以为的罗曼蒂克的爱情——那些其实都是幻象,这个爱是真正的爱,它来自于心轮的震动,甚至你可以说它来自于你的存在,跟你的存在一样古老而久远,它与我们的本源紧密相连。在那里,没有紧抓,没有操控,没有任何的放不下,它是如此的自由。在那里,爱也不再会是一种"关系",因为,爱其实就是合一,是最深刻的融合,再也没有你与我的界分。

是的,亲爱的,我想邀请你,邀请你一起去寻找那个自由,寻找那份爱,它就是最真实的你。只是你忘了,你忘了你从哪里来,你忘了你一直在寻找的其实就是它,你像大多数人一样,被那些梦幻蒙住了眼睛,而误把梦幻当成了现实。

我无法再试着用语言跟你解释我所经验到的世界,我算是一个擅于用语言表达的人。但在那些经验面前,语言显得如此苍白!我只是请你试着去看着我的眼睛,深入它们,你就会发现,在那里有些东西是超越语言的,它们在告诉你什么是真相。我不想再对你说些什么,亲爱的,语言是属于头脑的,而我想传达给你的,是属于心的,心的语言是头脑所无法企及的。

只是,请你记住,无论多么远或多么近,我都是爱你的,就像爱着我自己一样,因为你就是我,而我就是你。

第三部分
痛是化了妆的礼物——成长的勇气

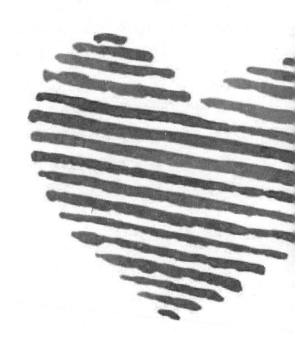

【导读】

前面说过，身心灵成长过程的第一步就是"接纳自我"，但是，在这个没有回头路的成长中，再往前走就会发现，成长最大的障碍与困难来自于"自我"。

自我就是"头脑"(Mind)，它是一些由各种并不真实存在的思想、概念、情感模式、身份认同等所虚构而成的个体感。它并不是实际的存在，但是却被大多数人误认为是真实的自己。身心灵成长的过程是一个不断地破除自我幻象，而接近真我的过程。自我习惯于带着各种各样的面具，扮演不同的角色，它努力想要逃避的就是真我的显现，因为一旦真我露面，假我就会消亡，那是它所不愿意看到的。因此，自我会使出种种伎俩来逃避或攻击任何成长的可能。人类心灵的痛苦不是来自于事实本身，恰恰来自于自我对事实的解释。

本章将着重探讨自我的真实本质，戳穿自我的种种把戏，并指出内在成长的路是一条需要巨大勇气与决心的道路。

人人都有精神病吗？

细数下来让人有点不寒而栗，难道美国的中产阶级已经到了人人都有神经病的地步？

这些天我在看《绝望的主妇》。显然，"主妇"剧的创作来源于对《欲望都市》成功的模仿，但是，两剧之间的差异是巨大的。在我看来，不仅仅是她们婚姻状态的差异，最大的差异在于《欲望都市》比较散文化，而《绝望的主妇》过于戏剧化。散文是更接近真实生活的，虽然有时候生活比小说还像小说，可那也仅仅是针对某些特定的人与事而言。实话说，我早已过了过分追求情节的年龄，对于这群主妇被安排得如此戏剧化的人生，我是不太敢苟同的。试想一下，天底下哪有那么多的自杀他杀的事情全凑到一条街上？更何况，故事还发生在美国的中产阶级聚集区，据说他们可是一群生活得无比规律和循规蹈矩到几近无聊的人，这又不是在布鲁克林区，哪有那么多的刑事案件发生？

但是，《绝望的主妇》仍然不失为一部值得一看的连续剧，它虽然和《欲望都市》的真实性甚至时尚度都没法比，但有一点特别好，那就是它的精神分析做得非常到位，某种程度上，它更像是一部心理剧。我感觉编剧和导演是熟知心理学的人，以至于整部剧呈现出某种"泛精神分析"的倾向。

看着片中的角色,无不是某种特定神经症的典型:苏珊"被卡住的小女孩"情结,从小父爱的缺失,造成她在现实生活中常常没有主见,有依赖心理;布丽的强迫症,过度的洁癖和完美主义心态,以及完全切断内心感受的左脑式思维方式;模特出身的加布里奥是个极度空虚的物质女郎,从小成长环境中缺乏安全感导致她极度地以自我为中心;丽娜特算是相对正常的,理性聪明能干,但她本人就是一个极喜欢精神分析的人,自我分析也分析他人,有轻度的自我价值不足;对于放荡的依迪来说,征服男人是她用来满足极低的自我价值的惯用方式……

剧中的男性也没有几个正常的:苏珊的前夫极度不负责任,布丽的老公极度的性压抑,索里斯极度的占有欲和自私欲(当然在第二季中他开始被感化而成为基督徒),汤姆还算正常,但也有点自我价值不足;帅气的麦克是个过失杀人者和复仇者,一直生活在过去的阴影中无法自拔;药剂师乔治是个变态狂和杀人犯;还有小哲克和他的父母,长期生活在谋杀的惊恐和谎言中……

这样细数下来让人有点不寒而栗,难道美国的中产阶级已经到了人人都有神经病的地步?当然不至于那么恐怖,生活也不可能如此戏剧化,但是,该剧确实某种程度地表现了美国中产阶级的心理状态,虽然有些夸张,而且,某种程度上,它体现的也只是普遍的人性。

但是,我们却不能因此而得出一个结论,中产阶级(或有钱人)比穷人的心态更不健康。情况也许正好相反。对于穷人来说,吃饱肚子是他们最关心的问题,不可能有闲心去关心自己的精神或心理状态。人们只有在吃饱喝足之后才有心思顾及自己的精神需求,所谓"仓廪实而知礼节"，马斯洛曾说这是不同需求层次的问题，精神需求是人类最高层级的需求。而精神需求来源于对精神空虚的觉察和反思。在我看来，美国人已经开始了这种觉察与反思。这也体现在他们的电影电视作品中。相较于那些仍然沉浸在追求物质社会中浑然不觉的人们，一些美国人已经开始精神世界的发现之旅。虽然向内的省思一开始会让我们看到脓疮，但它反映出来的却是一个更高层次的问题。

现代心理学从弗洛伊德开始已经发展了一百多年，而美国是目前全世界心理科学最发达的国家。看一个国家民众对心理学常识的认知度只要看看他们对孩子和对教育的态度就知道了。美国教育是比较讲究"爱的教育"的，他们懂得表扬、认可以及以开放的态度对一个孩子成长的重要性。这一点儿从苏珊与女儿的关系中可以看出来。而丽娜特也是一个很懂得爱孩子的妈妈，知道陪伴孩子成长的重要性。所以，当她不得不丢下孩子去上班，而儿子因为她的突然离开而幻想出一个打着雨伞的老太太终日陪在他的身边时，她悲痛万分，并极力补救。

现代心理学发展的成果之一就是，不再把心理上小问题当成大问题。在今天，大多数的心理工作者也不再简单地把一个求助者叫作"病人"，他们被称作"客户"、"当事人"或"来访者"。不像早年的心理学，立论的基础是所有的人都有精神病（因为当年弗洛伊德的研究对象大部分是精神病患者），现代心理学的前提是所有的人都是正常人，人们只不过是存在某种程度的精神困扰而已。如果觉得自己心里不太舒服或者有些情绪，就应该去找心理医生，这就像我们生病要去打针吃药一样正常。但目前的国人已经能接受生理的生病——"亚健康"一说，却并不能接受心理亚健康的说法。也就是说，不是国人的心理状态比美国民众好，而是，我们大多数人讳疾忌医。

当然，还有一个原因，看心理医生是个奢侈品，不仅是精神上的奢侈，物质上也是如此。在好莱坞电影里面常看到的是，生活富足的人（起码得是中产阶级）才有能力消费得起心理治疗。一个星期一次两次地去看心理医生，一看就是一年两年甚至五年十年，不是家境殷实，哪里承受得起呢？！而传统的心理医生对"患者"的帮助到底又有多大呢？实话是，我认为没有太大的帮助，那种"话疗"法的效果就是，让来访者说一些话，把心理的垃圾一下倒了出来，那一刻觉得舒服了一些，但是，过几天他的问题还会再回来，因为问题从根本上没有得到解决。国外的很多心理医生在过去的很长时间里就是这样进行他们的工作的。传统的治疗方法过于保守和被动，主张让来访者"倒垃圾"，但却在帮助他们改变和建立更积极有效的生活态度的方向上，没有建树。就像主妇布丽，整天去看她的心理医生，可是丝毫没见她的问题有所改进。更糟糕的是，一些心理医生常年地让病人向自己倾倒情绪垃圾，而自己精神崩溃的人却大有人在，电影《沉默的羔羊》中那个心理医生就是一个极端的例子。

但是，心理治疗并不因此就成为一个比其他行业更危险的行业，所谓自度度人，一个心理工作者在成为一个专业人士之前，是必须花一段时间来清理自身的情绪垃圾和创伤记忆的，否则的话，他的工作将变得十分危险。有人说，这个清理自身的过程需要至少一年，有人甚至认为长达他的一生。世界著名的催眠大师、心理学博士史蒂夫·纪立勤曾说，他每一次治疗别人的过程其实都是在治疗自己。提高自我觉察力和自我负责的能力是现代心理学努力追求的一个方向，从这个意义上说，它已经十分接近于佛学的境界了。因此，不再有从前"医生"与

"患者"的关系，在心灵健康的路上，有的只是谁比谁走得快几步而已。一个心理工作者要帮助一个求助者发掘出他内在的力量，而不是让求助者变得过分地依赖。"我只见我的来访者三到四次，超过四次，我就让他另请高明了。"玛丽亚·葛莫瑞这样说。这位年近九十的老人是世界上最伟大的萨提亚家庭治疗的大师之一。她坚信，只有当事人自己决定改变，才有可能改变，每个人都具备一切可以让他自己活得更快乐更成功的资源，而一个治疗师最重要的是带领当事人去发掘曾经被忽略的这些资源。因此，在她看来，无休止地看心理医生是近乎不道德的"骗钱"行为。有效的治疗完全不在乎当事人看医生的次数，事实上，很可能正好相反。

玛丽亚不是唯一持此见解的人。目前，世界上有越来越多的心理工作者相信，真正有效的治疗和咨询时间或次数不成正比的，而"简快疗法"（Brief Therapy）在近四十年来也为越来越多的心理治疗大师们所推崇。"简快疗法"避免传统心理治疗中所必须经过的冗长复杂的性格或功能失调的审视过程，而是单刀直入地引导当事人注意到改变的可能性，并注意调动当事人本身的资源去实现改变。它的中心信念是：问题是被制造出来的和被坚持下去的，因此，问题是可以被解决的，只要当事人不再坚持他陈旧和无效果的信念。

因此，夸张一点儿说，只要一个人总是不停地重复着同样无效的思维方式及行为方式，他就是有点儿精神病，就像《绝望的主妇》里那些绝望的主妇们一样，不停地重复着他们各自的性格所造成的各自的命运，也像《老友记》里的那班老友们几年如一日地犯同样的毛病。从这个角度看，人人都有精神病的说法是成立的，所谓"江山易改本性难移"，因为我们都有属于自己的成见，由这种成见导致的怪异离奇的行为方式就成为我们心胸狭隘目光短浅的注解。但是，正因为"精神病"是如此普遍的一个问题，因此，我们谁也不会比谁更"正常"一点。在还没有成佛之前，我们都有点儿精神病。

不要虚假的解决方案

现代心理学在处理头脑层面和心理情绪层面上的一些方法还是相当快速并有效的,但是,它只是清除了成长道路上的障碍,它离你真正要达到的,还差得很远,它只是一个开始而已。

心理治疗或心理学的某些工作方式常常会流于表面,这其实也是它所无能为力的。

现代心理学所对治的人类问题在于两个层面:头脑(信念/观念/认知)以及心理(情感/情绪),这两者合起来就是心智(Mind),有些人会把 Mind 专指头脑或思想,而把心理的情绪称作 Emotion,是指比较大的激烈的情绪如愤怒、悲伤、恐惧等,而一些小的细腻的心理活动被称为情感(Feeling),如甜蜜的感觉、伤感等。但是,不管怎样,心理学最多只能做一些头脑层面的改变和心理情绪的清理,再想往深处走,就做不到了。

心理学解决不了的是人类根本的痛苦:灵性之苦。而实际上,人类所有的苦难就来自于这个灵性之苦,也就是人们失去了和自己的本体(真我)的连结,在潜意识的最深处,埋藏着灵魂没有归所的痛苦与恐惧,而它才是所有问题的始作俑者。心理学不可能把人们带到这么深。有时候,让当事人哭一哭,头脑转换一下,换换位,看起来是起了一些作用,但是,这个作用是不长久的,也是根基不牢的。它会为你的问题带来一些暂时的、虚假的解决方案,但是,如果你不再深入你的内在,那些问题会以其他的形式照样存在。

当然,我并没有贬低心理学或心理治疗的意思。以我的个人的经验来看,我从中受益颇多。现代心理学的一些方法在处理头脑层面和心理情绪层面上的一些方法还是相当快速有效的,但是,它只是清除了成长道路上的障碍,离你真正要达到的,还差得很远。它只是一个开始。

而灵性成长所要解决的是你的终极问题,是要直接导入生命的核心。因为,唯有如此,你才可以永久的解脱。所以,有些人谈到,我不想要什么灵性成长,我不想超凡入圣,只要好好地过我的生活。我就会告诉他/她,你如果没有解决生命深处最根本的问题,是根本不可能真正好好地活着。我们都知道要真正的活着就要"活在当下",这其实是一切灵性教导的关键,但是,你的头脑不可能让你活在当下,你的情绪也不可能带给你活在当下的感觉,只有你的觉知和你的意识才能让你体会什么叫"活在当下",而灵性的成长,就是要发展你的觉知,提升你的意识。

觉知是你的天空,而头脑与情绪只是天空中的云朵。不要以为抓住了几朵白云(其实抓不住)或驱散了几朵乌云你就到家了,你所要到达的,是那片广阔无垠的天空。当然,用"到达"这个词是不准确的,因为你本来就是那个天空,只是你忘了。所以,灵性的成长,是为了让你回忆起它,让你知道,你所能够经验的幸福与快乐是现在的你所无法想象的,它带给你的,不是虚假的塑料花,而是真正的、鲜活欲滴的、芳香四溢的花朵。

认清自我

如果你不从自我中脱身，是不可能遇见你的真我本性，你的灵魂也永远不可能安宁，你也永远无法经验你生命本质中巨大的、狂喜的高潮。

当内在的花开了，它是一个巨大无比的狂喜，我曾经执着的那个小小的自我，是无法想象也无力承受一个如此大的狂喜的，它无须任何的原因，因为生命的本质就是如此。那是一种不饮自醉的感觉，那是一个内心的歌唱，一个内在的微笑持续地在展开，展开到你会觉得面部的肌肉都有点隐隐作痛。

这个没来由的狂喜，其实来自于再次和存在相连结的感觉。而存在的浩瀚、如一、完美、无边无尽的爱，以及完满的富足感，是我那曾经执着且分裂的小我所无法想象的。而我们一旦和那个存在的大爱连结，就会知道，我们是如此被这个存在所深爱着，上天从来就没有抛弃过我们，是我们遗忘了自己的本性，一直在昏睡，错把眼前一切的梦幻泡影当成了真实。

有一段时间，我的心就常常处在这样的狂喜当中，而我和那个巨大的存在之间，也有了一份紧密的连结感，我时时能够感觉到那个祝福的存在，它经常光临，给我很多的光、能量与爱。而我也越来越熟悉它的方式，我知道无论它以什么样的方式来，我都只是观看，带着一个纯然的觉知去观看。而我所能做的,除了臣服,还是臣服,把自己完完全全地交托出去,信任它,感激它,并时时忆起它与我的同在。

每天的生活虽然还是很具体的,我也没有从现实的窘境中脱身而出,可是,这些对我来说都已经不成问题了。因为,只有当我们执着于肉身的时候,误把自己认为只是一具肉身躯壳的时候,我们就会时时觉得匮乏和担忧。当我们真的认清楚自己不是一具躯壳的时候,当我们不再执着于那个并不真正存在的自我的时候,就有可能和那个存在的本源再次连结,无论你叫它神也好,上帝也好,佛陀也好,这时候的我们,才有可能真正"回家",回到我们心灵的家园。

回家的过程,和你是否"出家"无关,和你做出多大的"牺牲"也无关,它和你的"认出"有关,和你的觉知有关。很多伟大的教导无不在告诉我们,这个世界以及我们所知道的人生转圈中,都是一场梦,我们都只是在昏睡中的梦中人。可是,对于梦中的人们来说,这个梦境看起来过于真实,太少的人能够接受这个说法。佛陀教导我们"觉知",因为佛性的本质就是觉知,耶稣教导我们宽恕,因为宽恕的背后就是爱,但他们的目的都是让我们看清自我的真相,让我们的真我自性显露光芒。其实,我们的真我一直都在,只是我们从前没有"认出"它来。我们身陷自我当中无力自拔,在这个世界上我们所做的努力与挣扎,一直都是在喂养那个并不存在的自我。

我所钟爱的印度灵性大师在谈到自我时,曾经谈起过进入自我的七个门,这里我想沿用他的说法。

其中第一道门就是对自己身体的认同,能够区分出自己里面与外面的不同,这大概是在 15 个月左右的时间完成。

第二道门就是自我认同,就是对自我的存在产生一种连续不变的感觉,这个大概在三四岁左右就完成了,并一直持续下去。

第三道门是自我延伸,就是有一个"我的"概念出现,我的衣服,我的玩具,我的房子等。在我看来,被现代文明所推崇的一些礼貌和界限问题也是过多地执着于此,这是我的,那是你的。连人与人之间的心理距离都被研究出来了,真不知道这是幸运还是不幸。

第四道门是指自尊或自我价值,就是关于"我是好的","我是有成就的"。在这个层次上卡住的往往是很多小时候受挫的情绪,举例来说,有的人从小被家长或其他人贬低,很容易因此形成一个强烈的要出人头地的欲望,以"争口气",而且很多人的面子问题也常常是由于过去的挫折经历造成的。一旦情绪受挫而没有得到合适的释放,他的内在就容易形成"黑洞",成人后他所有的努力都会是试图去填补这些黑洞。这些黑洞可能是 "我不够漂亮","我不优秀","我没有资格","我不值得",等等,总之是"我不够好",心理学中把这种心理形容为 Updog,即一只向上咬的狗,它的任务就是让你产生负疚感,而大多数心理学所试图解决的也正是这个层面的问题,按照完型治疗的说法是,让这些"内在恐慌儿童"成长;内在恐慌儿童最喜欢玩的一个游戏就是将"我不够好"投射出去而成为"你不够好",并以此来消解自己内心的负疚感。

第五道门是自我形象,就是道德感,在这里亦包括了使命感,它常常来自于父母或社会的教导。我们从小到大被灌输的种种信念与规条就来自于此,它常常以"应该如何"或"不该如何"的形式出现,并时常在我们的潜意识中不停地叮咛,像母亲的教导,所以,有人把它叫作"内化的母亲"(Inner Mother), 一旦有些地方做得不对, 它就会变成一只 Down-dog,一只向下咬的狗,不停地对你进行内在的监督,很多人就卡在这里。

第六道门是理智的自我,它是透过教育、经验,或听讲而来的,积累概念，然后从那些前后一致的完整概念和哲学中创造出各种系统。这就是哲学家、科学家、思想家、知识分子和唯理主义者所停留的地方，但是这个"自己"变得越来越老练：从第一个开始，第六个是非常老练的。这个自我总是在强调自己理性的力量，强调知识的有用，强调它的博学多闻。

第七道门，就是个人独特的努力，艺术家、梦想家——他们停留在那里，总是试着要在世界上创造一个乌托邦。记住，"想要成为什么"是第七个自我的关键字，第七个是自我的最后一个，最成熟的自我来到那里，所以你会觉得，当你看到一个诗人，他或许什么都没有，甚至是一个乞丐，但是在他的眼睛里，在他的鼻子上，你会看到很大的自我。而有些人或许已经抛弃了整个世界，可能坐在一个喜马拉雅山的山洞里，你去那里注意看他，他或许还光着身子坐在那里，但是他有一个那么微妙，那么精练的自我，他或许会向你顶礼，但他是在显示："看我是多么谦恭！"所以，想要成道，其实往往也是第七个自我在作怪，但它如此的隐蔽，有时，让人很难认出来。

这样看来，自我如此复杂也如此狡猾，因此，它也不太容易被认出来。但是，如果你不从自我中脱身，是不可能遇见你的真我自性的，你的灵魂也永远不可能安宁，你也永远无法经验你生命本质中巨大的、狂喜的高潮，与之相比，自我喂养给你的那些所谓的快乐，比如功成名就，简直就像是打了个喷嚏而已。当然，当你真的开始挑战自我的时候，自我会本能地进行抵抗，而它最大的抗拒方式就是让你"恐惧"，而人类所有的恐惧都来自一个最原始的恐惧——怕死。认出它，这就是自我最大的狡猾。

抛弃自我吧，带着爱与觉知，开始行走在真理的路上。

个性就是制约

我们每个人身上就像是达利的"抽屉人"一样，身上带着很多的小抽屉，每一个抽屉里都装着一大堆的对某一类情境反应的不同历史。这些历史的抽屉就形成我们今天说的个性或人格。

个性或人格(Personality)其实是个很难被定义的东西。我想，它是指某个人的思想、情感及行为模式的总和，包括我们的信念系统、情感表达模式及行为模式，它就像是一个大的集装箱，而箱子里面装着的都是自我的不同面向。

个性是我们区别于他人的一个标志，是一个个体存在于社会的一种自我表达，虽然它并不是那么容易被描述，但是，它却是容易被感知的。我们常常会说，这个人很有个性！其实就是说，某人的思想、情感表达及行为方式比较有特点，跟大多数人不一样。这个社会上的人形形色色，每个人都有不同的个性特质，有的人易怒、有的人多疑、有的人外向、有的人内向。个性很像我们一般人说的性格(Character)，其实，很大程度上，这两者是指同样的东西。但从严格的学术意义上来说，有人会将二者区分开来。在我看来，这样的区分并没有太大的意义。

那么，一个人的个性又是如何形成的呢？它一方面来自于我们童年的早期经历，另一方面，来自于父母的遗传。

早期决定的是我们人生的剧本,大部分都是在我们的人生早期就被决定了。它来自于童年的一些事件,孩子根据某些事件而做出一些早期的"非理性"的人生决定,并由此而形成一种固定的反应模式。举个例子,父母经常吵架,很可能导致孩子做出这样的非理性决定:婚姻是一种折磨,是不幸的,长大了我也不可能拥有幸福的婚姻。这样的信念一旦种下,这个孩子在自己今后的人生中,潜意识就会不断地为自己的两性关系制造出种种不和,以印证他早期的非理性决定。那么反映在他的情感模式中,要么就是像父母当年一样和自己的伴侣不断地吵架,情绪容易冲动而失控;要么就是"反向形成"(Reaction Formation)而在自己的两性关系中竭尽所能地避免吵架与冲突,压抑自己的愤怒而委曲求全。而这样的模式一旦形成,它就会在人生中不停地重复,并因此而形成一种不被觉知的自动化反应模式。每一种信念后面都会带出一连串的情感表达及行为反应的模式。我们每个人身上就像是达利的"抽屉人"一样,身上带着很多的小抽屉,每一个抽屉里都装着一大堆的对某一类情境反应的不同历史。这些历史的抽屉就形成我们今天所说的个性或人格。

而某一种人格特质的形成,其最终的目的都是——求生存。有些人喜欢打抱不平,喜欢进攻,因为在他的早期决定中,他会认为只有主动进攻才有可能活下去;而另一些人可能喜欢隐忍退让,因为在他们的逻辑里,只有这样才能更好地活下去。一个人形成什么样的个性特质与他生长的环境有很大的关系。

葛吉夫是将九型人格的古老学问纳入现代研究的第一人,他后来的学生发现,很多的人格特质都是世代相同的,也就是说,很多人的性格号码实际上是重复了很多代。我们世代的思想、情绪与行为模式的无意识,这其实就是佛学中所说的无明,无明是指意识(觉知)的缺席。而"模式"的本身就是一种无意识的反应,它既然可以在人的一生中重复,它就可以在世代中重复。

很多西方学道者在谈到他们的学道体验时就说过,所谓道就是你的人格被融化。人格就是制约,它像是被固定在某些特殊容器里的冰一样,已经完全失去了水本来的柔软和变化不定的特质,只能让人看到它某一种特定的形态。而实际上,我们的本体真我却是广阔无垠的,就像水一样,它既可以化作水蒸气充满整个天空,也可以变作河流,一路欢唱奔向大海,也可以变成湖、变成冰,变成任何的形态,而水一旦固定成某个特定的形状,它便失去了它的选择性和可能性。我们对人格的认同就是这样,我们常常认为我们是这样的,只能做这个。"瞧,这就是我的风格!这就是我的原则!"我们对人格自我的认同往往还振振有词。

我们为什么会执着于自己的人格特质呢?因为这样会让我们的自我觉得安全。自我只对已知感兴趣,对未知就会产生无助及恐惧。因此,它喜欢对任何事情的发生都能够迅速地做出自己的判断和解释,并由这个解释系统而产生出相应的行为反应。当 A 事件发生,自我(也就是头脑),会迅速地在自己的那些抽屉里翻寻旧有的历史档案,并迅速拿出 A 方案。相同的,如果 B 类事件发生,它又会很习惯性地去翻寻 B 方案,这样,自我就觉得自己是安全的,一切尽在掌握。如果它不能找到相对应的模式,就会产生害怕和恐惧。因此,自我就是一个档案收集者。道意味着,完全丢开那些抽屉和历史档案:活在当下。所有的反应都不再是带着固有的模式,而是自发性的,不可预知的。对于自我来说,这是多么可怕的一件事情。

因此,认清你的人格模式,并试着去做一些与你的人格相反的事情,如果你是个害羞的人,不妨试试大胆奔放会是怎样;如果你是一个冲动易怒的人,不妨去体验一下温柔和善……去尝试不同的可能性,去挑战自我的底线,变成那个未知。因为,生命的本质就是未知,而你来到这个世界,也只不过是一个未知的偶然罢了。变成它,变成那个未知,你就会发现真正的自由。

你为什么要对治自我

　　所谓对治"自我"，就是借力打力，将计就计。既然，你认为自我是那么实在的，那我们不妨看清楚"自我"到底是什么？它为什么会显得那么真实，我们一点点地往内去探索它是否真的如我们以为的那样实在。

　　有人在说，自我是空(性)的，因此不需要对治。

　　如果说此话的人是已经开悟之人，我对他/她表示一半的同意；如果说此话的人根本还没有证悟空性，那我就要对他/她说，好好回去做自己的功课，不要人云亦云。事实上，说自我是空或假，这个表述比较接近于真实，而说自我是空性的，此人还根本不理解空性的含义。当然，这不是本书要探讨的重点，我们姑且把这个命题定义为：我们到底需不需要对治自我？

　　我为什么要同意那位开悟的先生或女士一半而不是全部呢？因为，当他觉醒了，可能才会发现自我是假的，不是实存的，否则的话，他就会受自我之苦，因为那些别人(可能是佛陀、老子之类的开悟之人)所说的不存在的"自我"对他来讲，感觉会是那么的实在。而他如果已经醒过来了，说，原来自我并不存在，这样的说法，对于还在梦中的人未必是有用的，因为，就像他曾经把那个虚假的梦当真一样，大多数人也把这个虚假的自我如此当真，他轻描淡写地说自我并不存在，是不太可能帮助那些还在做梦的人看清楚实相的。所以,要想负责任一点儿的话,就不要只告诉大家一个结果,而不说过程。那样的话,只去读《佛经》《圣经》即可。因此,要说话,就要说点儿有建设性的话,不要光顾着自我陶醉,那样有时会误导在路上的人。

　　所谓对治"自我",就是借力打力,将计就计。既然,你认为自我是那么实在,那我们就来看清楚"自我"到底是什么? 它为什么会显得那么真实,我们一点点地往内去探索它是否真的如我们以为的那样实在。头脑是喜欢目标的,设立一个目标,一探究竟,好过你说去做一些不切实际的事情,它会觉得茫然不知所措。因此,从这个角度来讲,你当然需要去"对治"你的自我。而要对治自我是需要极大的勇气的。就好像你对一个臆想狂说,你整天觉得你的家里有一只老虎,那我们一起去看看到底有没有老虎。对于你来说,这只老虎是不存在的,没什么可怕的,可是对于那位病人来说,那只老虎却是非常"真实"的存在。你要他跟你一起回去看看,那可能会要了他的命,没有足够的勇气与信任,是不可能往前挪一步的。

　　我也曾经误把自我当成真我,也曾经误以为家里蹲着一只会吃掉自己的老虎,可是,在我带着极大的勇气一步步向内走的过程中,我发现,那些幻象一个个地被戳穿了,那些曾经以为要对治的敌人,其实只是一个个假想敌。但是,我珍视这个探索的过程。而有时,我甚至觉得有些过程对于我来说都来得太快了, 以至于我无法忆起所有的细节。因为,我希望有机会分享给那些还在摸索中的朋友,对于他们提出的问题, 我总希望能够给出一个符合他们现况的答案和相对正确的指引。就像自己曾经迷失在一座原始森林里,虽然很快就找到了出口,但不忘一路留下些记号,希望为那些后来的伙伴们留下些线索。我想,这是一个分享者应有的态度和该做的事情。

在自己身上下工夫

大多数人有一种天生的自欺欺人的倾向，不愿意看到自己的盲点，只选择性地去看自己的优势，所以，他们常常做出来的事和说出来的话都是无意识的，这也就是佛教里头说的"无明"和"愚痴"。

那一刻，她在台上流泪，我也在旁边流泪。她并没有讲什么惊天动地的故事，分享的只是这几年来自己的心路历程，尤其是成长的历程。其实讲得很"专业"，如何自我觉察，如何内省，第一步、第二步、第三步以及第四步该如何去做，如何穿越羞耻感等。我佩服她的清晰，但我更感动于她的勇气与坚持，虽然我们各自面对的性格结构是不同的，在我们各自内在工作的方向也就不同。但是，我能够体会到那份执着的坚持，跟她一样，我也是这样走过来的，道路虽然不同，但过程却是相似的。所以，我的眼泪既是为她，也为我，而眼泪里有很多的欣赏，对她，也对我。

这是我们第二次参加九型人格专业认证课程了。我们在它的基础班上无比兴奋地去找各自的号码，听他人的分享，笑声不断，发现原来每个人的内心世界竟然是那么的不同与新奇。同时，我们也开始了解自己，了解自己的性格特点，优势及盲点。虽然过程中也有一些人变得更糊涂，但一段时间后当他们终于找到自己的号码时，那份喜悦是令人感到惊喜的。

记得当我第一次上完基础班的课程以后，有一份高兴源自于原来自己其实"很正常"。我是四号，也被称为"悲情的浪漫主义者"，四号有一份不同于常人的忧郁，总是对现实世界感到不满，觉得有一些东西缺失，对内在的真实有一份极度的渴求，他们总是倾向于去看那缺失的部分，非常情绪化，一天到晚在各种情绪的大海里飘荡，他们追求不平凡及特别，并不断地发展自己的特别，害怕过普通人的生活，有着天生的艺术美感，喜欢一切艺术和美的东西，因此，四号常常也有另一个名称叫艺术家。第一次上完课，我明白了原来世界上的确存在我这样一种人，以前我总觉得自己与周遭格格不入，没有真正快乐的能力，这次终于找到了依据！也终于发现世界上至少还有八种跟我不同的人们，这是个新的视角！

后来，我有机会多次参加九型人格的课程，期间我得以见到各个类型的不同的助教人版，而我的辨别力也一点点地提高，我开始着迷于这个学问了。显而易见，九型人格用来了解自己、了解别人以及日常的沟通管理是非常有效的。但是，它用在个人成长上的深度却是我始料未及的。2005年，海伦·帕尔玛来讲课，我记得那两天的课程带给我最大的礼物，是我真正学会了自我觉察。每种类型的人都有他们习惯性的思维模式、情绪特性以及性格结构。当情况出现时，我们的这些模式都是一种无意识的自动化反应。但是，当我们有能力了解自己的性格和特性，而同时在内在升起另一个我——一个观察者时，我们就有机会，在习性反应升起的时候观察到它。然后，我们可以怀着一份友好的态度对自己说："哦，你又来了，我看到了。"听起来是多么简单的一件事，但是，你一旦将它运用到每一天的现实生活中，它的威力却是强大的。对于我来说，我习惯于看到事情缺失的部分，失去的或者没有得到的才是最美好的，因此，我常常会陷入忧郁或悲伤的情绪漩涡当中无力自拔。那次课后，我开始试着用这种自我觉察的方式去看，发现我变得越来越有能力从负面的情绪当中跳出来了。

现在市面上关于九型的教导有不少，但是，我不得不说的是，大多数的教导都太过表面化了，它过多地被用于商业，而非真正的个人探索及成长，这是一个遗憾。更何况有些导师本身对于如何辨识不同学员的号码的经验不足，容易给学员一个错误的概念，那更是误人不浅。而事实上，九型人格作为一个有着超过 2 500 多年传统的心灵培训的学问，它来自于中亚细亚的苏菲族，是苏菲的师父带门徒的一个方法。现代的九型人格经过海伦·帕尔玛等心理学家的发展，把它与现代心理学相结合，深度揭示出不同型号的个性特质、内在动机、防御机制、理想状态等，而且加之系统的开放性与灵活性，它是一套有助于个人成长的工具。值得一提的是，九型人格是一门研究人的学问，是应该在人群中学习的，不是光看看书就能明白。如果你们对它有兴趣，不妨找到合适的老师，跟着他们学习一阵子。

而事实上，就我个人的经验，当我越深入地了解九型人格，我就可能借由它更深入地了解自己的特质，并最终穿越自己的性格结构。个人的成长就是这样，像剥洋葱一样，层层深入，需要持续地在自己身上下工夫，来不得半点虚假。

这些年来，我就是这样在自己身上工作的，几乎每天都不"放过"自己。这不是一件容易的工作，尤其是你要借此来穿越你的性格结构时，就更加不容易。大多数人有一种天生的自欺欺人的倾向，不愿意去看到自己的盲点，只选择性地去看自己的优势。所以，他们常常做出来的事和说出来的话都是无意识的，这也就是佛教里头说的"无明"和"愚痴"。敢于去直面自己的弱点是需要很大的勇气的，那是一个人赤裸裸地面对自己，是一个人的战争。突破了所有的性格结构及习性反应之后，你才真的有机会去遇见你自己，那个最本真的自己。

你为什么会幸灾乐祸

奇怪,别人的悲惨怎么会跟你的幸福有关,它为何能够具有励志的效果,它励的是谁的志?

有网友在问:"我的感情观点跟普通人的很不相同,而且往往是相反的。举例来说,别人有了灾难,我内心深处会有不知从何而来的快乐,如果说这是幸灾乐祸,但是,当别人遇见快乐的事情时,对于同样一件事,我却可能感到难过。我应该怎样改变这种现象呢?一个人有什么样的经历才会出现这种现象呢?"

我的回答是:少有人不是幸灾乐祸的。只是,你比他们更敏感,也更勇敢,你发现了自己内在的幸灾乐祸,并敢于说出来。自我就是幸灾乐祸的,它不可能是富有同情心的或是无私分享的。自我的最重要的特性之一,就是比较,而比较的最直接目的,就是要告诉别人说,"看,我比你强!"所以,它总是在寻找机会证明自己是更好的,更强的,而他人是更差的,更糟糕的。自我永远不希望自己输,它永远想胜人一筹,一旦找到一丁点机会,它都不会放过。这也是为什么名人的丑闻会那么受欢迎的原因,它迎合了整个社会的幸灾乐祸。

整个社会都在教导某种幸灾乐祸,当然,不是表面上的。孩子们从小学开始就在排名次,就被要求考高分,这种过度竞争的意识直接导致的结果就是幸灾乐祸,除了这个,还能有别的什么吗？我们现在的社会如此的崇尚"成功",它所引发的后遗症就是让所有成功者或不成功者都幸灾乐祸,难道不是吗？甚至在我们的道德教育里都不乏幸灾乐祸。例如,我们常常听到这样的说教:"你这么不珍惜,要想想边远山区的那些穷孩子们。""想想那些比你更惨的"——就是典型的幸灾乐祸。奇怪,别人的悲惨怎么会跟你的幸福有关,它为何能够具有励志的效果,它励的是谁的志？当然是自我的志。自我只有在看到自己比别人高明和优越的时候才会有片刻的满足,"是啊,我该知足了,还有比我惨的。不幸的是,我们的教育大多数都是用来填满我们的自我,甚至我们的同情心,也被自我利用了。因为当我们有能力"同情"别人的时候,在别人悲惨故事的衬托下,"我"的形象就变得高大起来了。

同样的道理,自我当然不想看到别人比自己好,否则的话,它就会很难过。你看,他们过得都比我好,比我有钱,比我快乐,我最惨。自我游走在自高自大或自贬自抑的两极,它无法安处在中间,它不是幸灾乐祸就是郁郁不乐,因为自我就是分裂。

当我在说"自我"的时候,我就是在说我们的"头脑",头脑就是这样分裂的,你希望它能够不分裂,不幸灾乐祸,那就像希望婴儿不要尿床,小偷不要行窃一样是不可能的。你无法改变你的自我,因为假如自我可以被改变的话,天下所有的人早已开悟觉醒了。你所能做的,就只是去看,去观照。但不要评判,因为评判还是属于头脑。你不可能让头脑去观察头脑,就像你不能让小偷去抓小偷一样。你是用你的觉知在看,没有评判,只是纯然地看,你会发现,当你的觉知越来越成长时,你的自我就会越来越坍塌。那时候的你,不再会幸灾乐祸,也不会自贬自抑自惭形秽,你会变得更加的客观,客观的如一面空的镜子。外在的影像可能来来去去,别人的悲欢离合还在不断地上演,但你的内在是空的,如如不动,那时候的你,就自由了。

内在的事与外在的事

内在的事与外在的事是有些不同的，它们有时候还会带来很大的矛盾，它们甚至完全是两种不同的标准，同时经验内在与外在，有时候会让人产生严重的分裂感。不要完全的拿内在的标准来做外在的事情。

有人问：我很愿意修炼内心，能找到宁静完整的感觉，但感觉自己还是对修炼的思想和方法比较有依赖性，对修炼时间的要求越来越多，有时就像上瘾一样。可我的面包(物质)怎么办？我过去是个心气很足的人，现在却感觉失去了奋斗的动力。我该怎么找回来？如何平衡修炼和奋斗的时间？

我听说有一种鸟，它们生活在水边的悬崖上，生存条件非常艰苦，常常不得不挤在一小块岩石上，还没有学会飞行的幼鸟一不小心就会被挤落到水里淹死。最悲惨的是，这些鸟儿的寿命非常之短，短到只有一天，从出生到老死，只有一天。但是，在这一天的时间里，这种鸟不仅要学会飞行，还要觅食、求偶、交配、繁衍下一代，并为了自己的立锥之地而与其他的同类打得你死我活……恶劣的生存环境让它们变得很好斗，也很顽强，但是，无论它们如何顽强如何奋斗，它们的寿命都只有一天！

　　人类听到这样的故事，第一反应就是，何必呢?! 才一天! 何必呢?! 对于平均寿命已经有七十岁的人类来说，那些争斗值得吗? 它们甚至显得非常可笑。

　　在我们的眼里，那些鸟儿既可悲又可笑。可是，我们人类不就是这种鸟吗? 七十年，相对于鸟儿来说，显得多么阔绰而漫长，可是，当你站在宇宙的高度，七十年也就是一瞬间而已，而人类现在所做的一切，不就是和那些鸟儿一样吗? 很多人无数的时间都浪费在那些无谓的奋斗上。

　　当然，我们谁也要面包，要在这个世间生存下去，这其实没有问题，问题在于，我们的生命被这些外在的事务所完全的掌控了，你跟你的内在的心失去了联系，变得六神无主。一旦你丢失了自己，你就会有一个强烈向外的驱力，不停地想要奋斗，可是这个向外的驱力会让你越来越远离自己，也就是，你向外走得越远，你就会离自己越远，你的恐惧与失落感也就会随之加深，它不会有第二种结局。

　　一个真正向内走的人是不可能选择自杀的。他只会越来越喜悦，越来越宁静，越来越享受生命;他生活的每一天都是充满着祝福的;他的内在会满溢着爱与幸福;他只需要获得一定的生存条件就可以了。他不会无休止的不断想要更多更好，以至于这种追求更多更好的习惯变成了他的强迫症。一个向内走的人会在他的内在找到那无穷尽的宝藏，海洋太大，他只取他所需的一瓢水就够了，他不会贪得无厌，因为他知道，他其实就是大海。只有内在匮乏的人才会不停地去奋斗囤积，他们总是会担心，只要一不奋斗，他就会挨饿受冻。

　　亲爱的，请不要误解我，我并没有教你不要外在的世界。我们生活在红尘，只要没有出家，至少就得为自己的衣食住行负责。但是，要小心我们的贪念。欲望本身没有错,饿了要吃饭,冷了要穿衣。问题出在我们总是想要更多的贪婪上,它的背后就是恐惧,害怕自己活不下去,而我们从小的教育很多也是基于此的,"现在不好好读书,将来只能穿草鞋",所以,很多人从小就害怕活不下去或活得不好,因为这样的恐惧也对自己深怀自责,有的人不停地工作,不让自己休息与娱乐,停下来就有内疚感,觉得自己是在"浪费时间",仿佛自己的生命如果不"做"点什么,"生产"点什么就变得毫无意义。但实际上,他们都错过了最根本的,你来到这个世界所需要做的最大的功课就是,找到自己,做你自己,这才是你真正的"工作"。然而,你却因为自己在自己身上下工夫而感到不安了!就算我们每个人都能活到八九十岁,可是我们的前三四十年都已经真正的"浪费"掉了——浪费在那些无谓的事情上了。事实上,五千年来,看似人类创造了外在的文明与进步,但是,人们却从来没有在他们的内在世界里移动过半步。现在,你已经开始向内移动了。向内走吧,你将收获整个世界!

当然,内在的事与外在的事是有些不同的,它们有时候还会带来很大的矛盾,甚至完全是两种不同的标准,同时经验内在与外在,有时候会让人产生严重的分裂感。不要完全的拿内在的标准来做外在的事情。例如,在找寻内在的过程中,不要用头脑,只要用心,可是往往在外在的世界中,是需要用我们的头脑的。否则的话,我们连办公室的门在哪里都会找不着。当然,在相当长的一段时间里,同时兼顾内在与外在会创造出一些矛盾,会引起内在的冲突,我的经验是,去经验那些矛盾与冲突直到有一刻,它们全部消失,你会发现,其实没有内外之别。外在的世界就是你内在世界的反映。如果你的内在是统一的、和谐的,充满宁静的,你会发现,外在的世界也开始变得和谐与美好了。

还有更重要的一点是,我所主张的向内走,不是脱离日常生活的弃俗的行为,恰恰相反,它是浸入我们日常生活和谋生过程中的点点滴滴。带着觉察,在我们的一言一行中,你甚至根本就不需要专门花时间坐在那里打坐。对于初学者来说,每天早晚用半个小时到一个小时来静心是很有帮助的。但更重要的还是要培养我们在日常言行中的觉察力,即活在当下的能力。当我们可以带着这种静心的品质去谋求生活的时候,庸常的生活也变得充满了神性的美好,这才是它的奥秘。

我们都是神投手

我们每个人都像一个功能强大的投影仪一样，每时每刻都在忙着将自己内心的负疚和不安投射到别人的身上，极少有人能够面对真相。

投射(Project),是心理学中非常重要的一个概念。它是指主体将自己不希望具有的特征归咎于他人。就是把自己不喜欢的思想观念以及情绪等,扔给别人,认为是对方的错。

有一个故事最能说明投射的含义。话说苏东坡和佛印是一对好友,有一天,苏东坡与佛印一起打坐,他们从定中出来以后,苏东坡告诉佛印,你知道你在我心目中是什么吗？佛印摇头说不知,苏东坡说,你在我心中是一坨屎。佛印笑而不语,苏东坡忙问,那我在你心中是什么?佛印说,你在我心目中是一尊佛。苏东坡十分得意,啊,原来我是一尊佛！回家后急忙告诉他那个出了名的才女妹妹苏小小,小小一听就乐了,心中有佛自然见谁都是佛,心中有屎自然见谁是屎了！

别人是自己的镜子,我们从别人身上所能看见的,其实都是自己内心的投射,除此之外,不可能看见其他任何东西。实际上,心理学中所说的投射也有两种,一种是向外的投射,即:都是你的错！另外一种就是向内的投射,即,我们把外在环境中出现的不好的事情归咎于自己,都是我的错。孩子们天生具有一种向内投射的本领,爸爸妈妈吵架或者离婚,几乎每一个孩子都会形成一种强烈的内疚感,觉得是"我不好"而导致的。慢慢地,这种深刻的"我不好"积累得够多了之后,内心无力承受了就把它扔出去,说是对方的错。

因为投射的以上特性,所以,不难发现,投射的世界其实和真相无关。而投射所能带给当事人最大利益就是,我不需要为我自己负责任。我生气是因为你没有好好对待我,我不能好好工作是因为坐在我身边的人总是打电话干扰我,我伤心是因为我说话总是没人听……总之,我们的不幸都是由外在造成的,这个外在可能是你的家人、同事、老板、朋友或者市场卖菜的大妈,也可能是政府、社会、疯狂的世界,再往前推一步就是自己的命不好,抑或者运气不好。

就这样,我们每个人都像一个功能强大的投影仪,每时每刻都在忙着将自己内心的负疚和不安投射到别人的身上,极少有人能够面对真相。想象一下,当整个世界都在忙着相互投射时,这是一场巨大的幻灯秀,难怪佛学中说这个世界就是一个"梦幻泡影"。我们深谙此道,却目光如电,一下子就能看出别人的错,总是能够从鸡蛋里挑出骨头来,而这些常常被我们自认为是很有思想及有品位的,对生活或者对工作有很严格的要求。

还有一种投射,表面上看似乎与归咎于他人无关,恰恰相反,它会将对方无限地美化甚至神化。年少时对某个偶像的崇拜,在他们的身上有着多少令我们心驰神往的特质;当我们开始爱上某一个人时,对方完美无缺,让我们惊为天人;如今,长大的我们不再玩小儿科的游戏。心灵成长就成了当下所追求的,于是我们的投射跟着就转移到某导师,师父身上,他身上一定有我们没有的东西……似乎没有归咎于人的不负责任,相反,我们看起来是如此虔诚而谦虚。但是,只要你再稍微往下探索,就会发现那下面藏着巨大的黑洞,就是"我不够好"。因此,我们把那个理想中的足够好的自己投射出去,无论他是一个明星、恋人,还是导师。

投射的另一个副作用是,它不断地强化了好坏、对错、是非和自他等二元对立的思维方式。因为必须要有一个投射者和被投射的对象,哪怕这个被投射的对象是自己,也是因为你的内在存在分裂与矛盾,你的"超我"(即内化的母亲)对你的内在恐慌孩童进行着监督和批判。因此,要想习得"无分别心",不觉察我们内在的投射是不可能的。

觉察到我们长期以来累积的"投射"的心理模式,并收回它,学习对我们的思想、情绪及行为负完全的责任。我的办法是,当我觉察到内在的批判升起的时候(无论这个批判是对自己还是对他人的),我首先是看到它,允许它,并对自己以及被投射者进行宽恕,给予它们爱。有时候我也许会更深入地探究一下深层次的原因,有时候我会直接宽恕。效果令人惊讶,那个批判以及由此而升起的自责很快就化解了。

慈悲与真相

真正的慈悲不是让人们减轻一时的身体或心理的痛苦,而是要让人觉醒于实相,解决人类最根本的痛苦——灵性之苦。

有朋友问我如何看待患白血病的儿童。我想,他的这个问题的背后是有关什么是慈悲。

关于慈悲,我们有太多的误解。首先,我们常常把慈悲与同情混淆。有人说"同情"是把别人看作低人一等的,而自己是高人一等的,在最深的层次,同情确实是含有这样一层心理因素。但是,我仍然不怀疑有些富有同情心的人的爱心。

阿玛斯在《钻石途径》中说,"人们通常会把慈悲视为减轻别人痛苦的一份欲望,或是把慈悲视为一份助人的欲望。当我们看到别人受伤时,往往会生起慈悲心。如果别人感觉不到痛苦,我们很少会升起同情心,因此,我们通常会把慈悲、痛苦和伤害联系到一起。然而,这只是慈悲最初阶的层次,一种情绪上的同情。"

如果你总是陷于同情别人的眼泪或悲伤中,要学会的是去向内看,是什么让你陷入其中,不要只回答说:"同情啊!",而是要透过这一层再往里看。终于在某一刻你会发现,如果在你的内心没有怕受伤或怕受害,或者说曾经受苦受伤的伤痛记忆还在,你能看到某人痛苦,但你的内在并不会痛苦。你可能会很真心地想要帮助他，但你的内在却是平静的。你可能帮助他，但你不会期望对方记住你的帮助，连一丝一毫这样的念头都没有。那个帮助就会变成不是发自同情，而是发自慈悲的。同情有一份执着的热度(也就是我们说的激情)，而慈悲是客观的。并且慈悲的作用并不一定是减轻痛苦(包括身体的痛苦与心理的痛苦)，有时候它可能会让你进入更深更大的痛苦。

什么是痛苦，佛陀说人生就是一个苦海，这其实让很多人无法体会。可是，如果我们真正静下心来去思考，你就会发现，生老病死的苦(身体生理的苦)暂且不论，这是谁也逃不掉的，还有很多的心理情绪之苦，佛陀将它们归结为：求不得苦，怨憎会苦，爱别离苦、五阴炽盛苦。当我们不再为物质生活担忧时，心理情绪的担忧恐惧就显现出来了。怕失去，怕失控，担心所有，得不到的时候想得到，得到了又怕失去，恐惧、分离、妒忌、憎恨等轮番上演，实难心安；如果这个层面的问题消失了，灵性上的痛苦就会出现。外在富足，内在安好，家庭事业兴旺，似乎一切都好，但就是觉得不满足，认为有些东西缺失了……人类的痛苦实际上就是一个常数，身、心、灵各个层面的痛苦只是比例变化不同而已，而它的总量是不变的。如果不能觉醒到自己的痛苦，就无从察觉觉醒与解脱。

那么，真正的慈悲是什么？真正的慈悲不是让人们减轻一时的身体或心理的痛苦，而是要让人觉醒于实相，解决人类最根本的痛苦——灵性之苦。所以，我非常赞同阿玛斯的说法："慈悲的作用并不是减轻痛苦，而是要引领人们来到真理的面前，让这个人能活在真相之中。"他还说："在大部分的情况下，真相都会令人感到痛苦和恐惧。慈悲则使我们有能力承受那份痛苦和恐惧，它会帮助我们不断地追寻真相,而真相终究会消解掉痛苦。不过,慈悲最主要的目的并不是消解痛苦,这只是它的副产品罢了。"

他还说:"一般而言,我们通常会保护自己免于痛苦和恐惧,使自己不去接触无意识里的真相,而这份保护的欲望也会使我们看不见自己是谁,认不出自己的本质(Essence)。我们误以为自己的行为是慈悲的,进而可以帮助和保护别人,而不去看到真相。我们终生都在企图保护我们最亲近的人,免得他们因看到真相而感觉痛苦。我们也总是在保护自己,以为看到真相会令自己受伤。因为觉得自己承受不起真相。

我们并不是在说情绪上的同情——想要减轻自己和别人的痛苦——是不好的。尤其是当你开始了解自己时,这份同情往往是有益的。但如果你真正感兴趣的是你的本体,情绪上的同情就会变成一种障碍。

而真正的慈悲来自于对痛苦的认知与真正的经验。当你真正地允许自己或他人经验那个痛苦,百分百没有退缩没有逃避被痛苦所淹没的那一刻,你会发现,在痛苦的谷底,有一份宁静发生,有一份喜乐发生,有一份空发生。你看清了痛苦的实质,经验了实相,而真正的慈悲也可以就此打开。

如果你问我,我如何看待白血病儿童的问题。可以这样说,这是一个很难回答的问题。因为这些孩子所受的苦并不一定会比我们成年人内在所经历的种种心理及心灵上的苦更多。孩子当然是无辜的,但是,对于一个有着一个病孩的家庭来说,其父母所需要承受的痛苦可能更大。而如果他们的父母能够因此而认知到痛苦的实相,对于他们来说,这才是一份最大的礼物。

你会失去什么

有一刻，你的自我会开始消亡，仿佛面临一个巨大的深渊，你不知道前面会发生什么，你会害怕，害怕得浑身发抖。

时不时地会听到朋友说出他们的担心：我如果跟你一样去成长，那我会怎样？我还能有正常的生活吗？我害怕我会失去现在的一切……也有一些朋友跟我讲，你的博客很好看，可是，我有点害怕，我不敢看……

你在害怕什么？你害怕失去什么？其实，不是你在害怕，是你的头脑在害怕，你的自我在害怕。你一旦开始成长，开始向内走，你的自我将会死亡，你将会遇见那个空无，这是自我最害怕的。幻象是自我的食物，分离、比较、自他、竞争、二元对立是自我得以存活的基础，而恐惧就是自我创造出的最大的保护屏障。"我害怕被某种力量控制。"这是我听到很多的另一个借口，恰恰相反，控制你的没有另外一个力量，而是你的自我，你的自我一天不死，它就会牢牢地控制住你，让你永远无法遇见爱与真理。

向内走，这是你唯一的道路。一旦向内走，你失去的是锁链，得到的将是整个世界和整个存在。你会变成那个整体，变成"一"，变成那个宇宙的高潮与狂喜。

我有一个隐喻：让一个乞丐去想象一个国王的生活，他一定会认为国王天天吃的都是红烧肉，因为，在一个乞丐的眼里，没有比红烧肉更好吃的食物了。事实当然并非如此。

我们大多数人在心灵上都是那个乞丐。在我们看来，现实物质世界的享受变得比任何事情都重要。消费主义从美国等西方国家开始蔓延到经济崛起的中国，而国人从来没有像今天这样，如此崇尚金钱与外在的成功。人类也正在经历有史以来最深刻的生存恐惧。它不像农业社会，人们的生存危机不会过于强烈，你可以去地里刨一刨，总能有办法填饱肚子，可工业社会所创造的环境是一个不断变本加厉的竞争环境，物质文明越是发达，人们却越是担心自己生存困难，或者活得不如别人。现代人的内心，严重地缺乏安全感，普遍都怀有一种深刻的生存焦虑。人人都想活得像一个国王，不断地向外追求，但越是向外追求，越是像一个乞丐，哪怕你追求到了外在的成功，你的内心仍然是匮乏的，你缺乏一个王者与生俱来的安全感。如果你没有内在的富足，那永远都会是一个乞丐，永远都有一个深层的生存焦虑在那里。就像我们曾经经过三年自然灾害、过过苦日子的祖辈父辈一样，今天的生活哪怕再富裕，他们仍旧喜欢省钱，仍然有一份担心。人类的苦难来自于头脑的悖论，没有的时候，拼命追求，想要得到；而一旦得到，又害怕失去，永远患得患失，没有片刻的安宁。

丢掉你的那些恐惧，因为你没有什么可失去的，你以为你手里抓着的是宝贝，其实，等你走到了真理的面前，走到神的面前，你会发现，曾经视为宝贝的，都只是一些烂石头而已。当某一刻，你的自我开始消亡，仿佛面临一个巨大的深渊，你不知道前面会发生什么，你会害怕，害怕得浑身发抖。可是，让我来告诉你吧，跳下去，跳进那个深渊，在那个谷底,你将会遇见光明,遇见宁静,遇见爱,遇见真实的自己。

同时,请不要误解我的意思,我并不是教你去排斥物质生活,物质和精神并不矛盾,它们不是对立的,是我们分裂的头脑喜欢将所有的东西二元化,对立化。你甚至根本不需要去压抑你对物质世界的欲望,只是带着这个欲望往前走,往内走,慢慢地,你会发现,你越来越富有,不再像一个乞丐,你有了一份深层的安全感,而这个内在的安宁,将给你的周遭创造出平静与和谐,你开始变得具有王者之相:友爱会向你聚集,财富会向你聚集,真理会向你聚集……这就会应了那句名言:内圣而外王。

活在这个世界却不属于它

由激情生出的感情是有热度的，它看起来很美，很有生命力，但是，在它的背后，却是一个想要抓住的欲望，是自我想要生存时一个看上去很美的表达

这些年，工作几乎变成了我生活的全部。熟悉我的朋友都知道，我是个天生的"非工作狂"，整日企盼着无所事事，嗜睡如命，喜欢各种风花雪月的事情，从前只花 10-20% 的精力用于工作。可是，存在的安排，仿佛要让我补上过往三十多年"不思进取"的课，这些年的生活完全和以往倒置。

有一天，在一天工作结束后，背着包走出办公室，我又忍不住地从心里笑出来，我对同事说：我很开心，没来由的。我在办公室里吹了几声口哨，同事很惊讶，问：刚才是你吗？我说，是啊，是我呀。

以前有导师教导我们，要以出世的态度做入世的事情。在我看来，今天是要以入世的态度来做出世的事情。实在没有什么可执着的了，看清实相之后，世界还有什么值得你去"出"去"入"的？本来就是一场空。那就只好变得看上去很入世的样子，做计划、定目标、吃饭、见面、谈判，一切的一切，就像在演一场戏，但是要演得很真，很入戏的样子。

有人说我的眼睛变得没有了焦点，有的人觉得我的眼睛看上去很

冷。我想，当那个入世的激情已经不再时，你的眼睛就会散焦，变冷，因为心已如深海般宁静了。聚焦的眼睛是因为内在有一些目标想要去达成，而如今已经没有目标了，为什么还要聚焦呢？眼睛反映的就是我们的心。从前多少人说我的眼睛含情脉脉太多情，那是因为当时的心里还有太多的对人世间"伟大爱情"的执着。看穿了"爱情"的幻象之后，至少对于我来说，真正需要"入世"的理由也就不在了。当然，后面还有对所谓"使命感"的超越，对开悟地放下。

以前一直不理解传统的修行人为什么一再反对激情，我现在终于明白。由激情而生出的感情是有热度的，它看起来很美以及有生命力，但是，在它的背后，却是一个想要抓住的欲望，是自我想要生存时一个看上去很美的表达，无论这个激情所传达的是男女之爱，是同情心，还是同仇敌忾。一个充满激情的人总是以比较强烈的形式来表达他的自我以及他与别人的分离感。我钟爱的导师说过，真正的爱或说慈悲是冷的，逐渐明白了它的道理，因为在它的背后已经没有一个需要别人记住它、赞美它或仰慕它的欲望藏在那里，那里也不再有紧抓不再想占有，只有全然的放松。同时，已经不再需要跟别人玩投射与反投射的游戏了，别人的投射过来了，只需要带着觉察，变成一面空的镜子，镜子是没有热度的，所以，它会让人感觉有点冷，有点无情。当然，我依旧不反对激情，一旦反对就意味着压抑，让它自然地来也自然地去，那时就会发现，有一些状态是比激情来得更自由而美好的。

活在这个世界却并不属于它，它会让你看上去有点冷，但是，子非鱼焉知鱼之乐乎？

有意义还是无意义

从根本上来说，人生是毫无意义的，因为，整个现实世界都只是我们心相的投射而已，它是一个幻象，并非真实，所以，一切的努力也好，挣扎也好，尽皆徒劳无益。

偶尔会有一些小小的忧郁浮出来，久违的感觉，淡淡的如幽兰清香。只是，从前这个惯常的情绪为的是小我的爱情，而现在，它变得似乎没有了边际。

饭桌上，朋友在热烈地谈论她对于未来的计划，投资，理财和如何赚钱，听起来也都是一些很可爱的计划……只是，对于我来说，世界已经变得那么的遥远，活在这个世界，也同时不在。一直强调内外平衡，可内心深处，对我最重要的永远是这个内在的世界。

这些年，我投入了很多的心力来做身心灵成长的公司，从外在世界看起来，我一直在做不见收益的工作。可我知道，我的内在世界已经变得如此富有。带着这份富有，我有勇气也有能力面对外在世界一切的困难，并安享眼前的一切。有成就也好，没成就也好，能帮助别人也好，帮助不了也好。一直相信会有一个光明的明天。其实，内心深处并不期待一个所谓的光明的明天。只有当下，红尘中一切美好与丑恶，都如此真实，人性的善良聪明与无明愚痴，都在眼前。有时候，面对那些丑陋与愚痴,觉得不忍、难耐,替他们难过。这个世界,如果你自己不对自己的内在下工夫,又有谁能帮得了谁?

有朋友在问人生的意义是什么。这其实是一个最深刻的灵性问题,我也曾经经历过同样的"意义"危机。从根本上说,人生是毫无意义的,因为,整个现实世界都只是我们心相的投射而已,它是一个幻象,并非真实,所以,一切的努力也好,挣扎也好,尽皆徒劳无益。可是,我们是否因此而变得灰心?不。在一个相对的范围里,仍然可以创造它的意义,通过努力和"做"来实现一些价值。这个价值与意义最终要与内在的中心合而为一,才会有真正的满足感。

很多时候,使命感会变成我们为自己的人生寻找的另一个意义,当然,它明显地高于外在物质世界的成就感,但是,要小心小我的陷阱。小我是承担不了真正的使命感的,它会让那个"有意义"变成一种炫耀,并最终成为一个负担。

我的办法是,在无意义的人生中,选择有意义地活着,却并不执着于它的意义。记住,一切的意义都只是头脑的把戏,存在本身就是最终的意义。安享你的食物,安享你的茶,安享你的当下,这才是你真正要去把握的。

第四部分
倾听生命的歌唱——成长之道

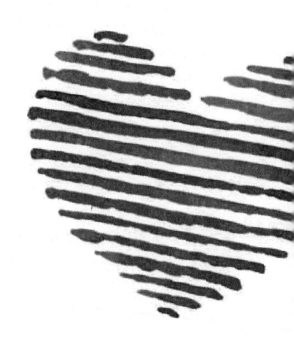

[导读]

　　修行的道路是一条和社会化的学习完全相反的路，它不是一条塞满知识的道路，而是一条经验之路，经验是第一手的，完全个人化，所以，也是无法被传达，无法被头脑所真正了解的。正因为如此，修行的道路就是一条不断地删除掉固化的知识、清空头脑的道路。

　　不同于我们所熟悉的"学习"，身心灵的成长不是让我们学会更多的知识与学问，那些充塞进我们头脑的东西已经让我们越来越远离实相了，身心灵的成长是为了让我们更多地经验，并从经验当中获得智慧。身体是经验的基础，修行的殿堂，所以，回到身体，就非常重要。

　　有无数的方法帮助我们成长，而智慧的提升来自于觉知的成长。从觉察我们的身体开始，慢慢地，我们会觉察到我们的情绪、思想，觉察到我们人格的不同面向是如何在不同的情境下生生灭灭……我们不再是一个无意识的自动化的"机器人"，而是一个活在当下的觉醒之人。

　　本章介绍了成长过程中一些不同的方法与技巧，你可以把它当作成长路上的一个参考。需要提醒各位的是，无论你学习过多少种方法，永远选择那些让你觉得喜欢的方法，并坚持下去。这样，在修行的路上，你才是你自己的老师。

回到身体

身体的物理性，让我们有机会超越头脑及情绪的变化起伏，回到当下这个片刻，这也是为什么那么多古老的修行方法都强调回到身体的感觉感受的原因。

成长的过程中，身体常常容易被忽略，不同的是，我们的头脑或心理却受到更多的关注。事实上，身体才是一切成长的基础，修行的殿堂。

头脑一直处于喋喋不休、变幻莫测的状态，从生命的角度看，它是最外围的感知。但过去几十年的学习大多数是用来喂养它，各种各样的知识、概念、信念、理论被发展出来，再灌输进去，让它变得很有"学问"，也越来越顽固且狡猾。

情绪是属于心理的，它仍然是外围的感知，但比头脑更接近本质。有一个古老的比喻用来形容情绪与我们核心本质的关系，它们就像波浪与海洋一样，波浪随时来来去去，但海洋一直都在那里，在大海的深处，风平浪静，我们的内在本质是如如不动的。

如果我们总是试图抓住我们的思想或情绪，那就像天空想抓住浮云，海洋想抓住浪花一样，徒劳无益。思想与情绪来来去去的特性使得任何对它们的执着都变得毫无意义，而试图改变它们的想法也会让我们像追赶自己尾巴的小狗一样，无限循环。对思想与情绪的执着也是让我们无法活在当下的最重要的原因。唯一让我们回到当下的，就是我们的身体。身体的物理性，让我们有机会超越头脑及情绪的变化起伏，这也是为什么那么多古老的修行法门都强调回到身体感觉感受的原因。当回到身体的时候，头脑就不再活跃了，从而变得可以和自己在一起。修行内观（Vipassana）的朋友都知道，佛陀当年的教诲，就是让人们从观察自己的呼吸开始，再进一步观察自己身体不同部位的感觉感受。

身体是极有智慧的，一方面，它带你回到当下，而来自于身体的学习，是完全第一手的经验。记得去年我去参加内观禅修的时候，我的身体经验了完全的消融感与巨大的能量流动感，而就在那一刻，我突然体悟到，世间万物都是无分别的，我们的身体是一个完全开放的系统，它与周围世界的一切都来自于同一个能量振动。而关于"无分别心"的教导，此前可能我已经从书本上或其他同修那里学习、听说过不下一百遍了，只有那一次，因为我身体的经验让我感动得失声痛哭，一个巨大的了悟在心里升起，它变成了我生命的一部分。

另一方面，身体会记录下很多的情绪记忆。从能量的角度来看，情绪的流动就是一种身体能量的流动。小时候，当我们的情绪不能自由表达，有愤怒不能发泄，有悲伤要压抑，有恐惧不敢正视时，它们就会卡在我们的身体里，卡在肌肉里，形成能量结。长期下来，就会形成身体上的伤痛，胃溃疡、胀气、心绞痛、癌症肿瘤等，现代科学已经有诸多的研究显示，我们身体的病痛大多来自于心理情绪的压力。二十世纪三四十年代，一位奥地利的医学博士威廉·瑞黑，发现了情绪压抑容易在人的身体上形成"肌肉盔甲"。这个怪才和弗洛伊德生活在同时代，有一段时间还跟弗洛伊德一起工作过，之后发现，弗洛伊德对一个病人精神分析了十年也没能做出根本上的改变,而他发明的一些"怪招"却能够在很短的时间内让病人痊愈。他的工作方法被命名为"生命能"(后来被他的学生们更名为"生物能"Bio-energetics),是因为他发现宇宙间普遍存在着一种能量,它是万物存在的力量之源。当然,在瑞黑的那个年代,他的诸多理论被认为是奇谈怪论,不符合时代主流观点。

现代心理学一路发展而来,由精神分析对头脑的过度纠缠转而对行为与情绪的关注,但是,这都没能真正解决来访者的本质问题。人们开始寻求更多的回到身体的方法,二十世纪七十年代以来,随着美国新时代(New age)运动的兴起,人们开始对生命潜能关注起来,而瑞黑的方法被再度发掘。瑞黑的"怪招"其实就是针对不同身体部位的大剂量呼吸法。一个满是伤痛的身体是不会呼吸的,它的呼吸一定是短促而浅表的,因为,深长的呼吸会让我们接触到我们身体里的情绪及伤痛,所以,为了防止再受伤害,我们会自动地建构起身体的防御机制,呼吸变得浅表而无法接触到内心。生物能的方法是通过呼吸给身体带入大量的负氧离子,打通堵塞身体的能量结,而这时,被压抑的情绪被释放了,最重要的是,随着身体的改变,人们的心智模式也发生了改变。并且,不同于以前纯头脑或心理的学习,来访者短暂的释放后,因为身体的记忆还在,很快旧的模式又会回来。现在不同的是,因为身体的经验改变得更加深入且持久,一旦身体的经验被改写,它就会带来心理及头脑的改变,这就是身体的智慧。

所以,很多朋友会问我,我想成长要改变需要从哪里开始?我是不要需要多看几本书?我往往回答的是,也可以,但最好先从身体开始,从观察你的呼吸开始。你的呼吸方式里记录了你的心智模式。如果你的呼吸改变了,你的心智模式也将悄然改变。

关于身体的 ABC

有了对身体 A B C 的了解,我们就变得更觉知,更临在于当下,更安住在自己的中心,我们的生命就会发展出一个全新的品质——神性的品质。

回到身体,有三个关键点,我将它总结为 ABC。

A(Awareness),觉察。对身体的觉察是我们回到当下最重要的方法。首先是身体的感觉感受。随时随地的你可以把注意力拉回到你的身体上,留意身体不同部位的感觉感受,哪些部分有些紧张,哪些部分可能会有些隐隐的痛楚,哪些部分觉得放松,哪些部分可能有些麻木,有的地方觉得温暖,又有些地方可能会有些发冷……

当我们长期和我们的身体失去连结之后,一下子去感觉我们的身体可能会变得有些困难,但是,给自己一点点时间和鼓励,坚持一下,慢慢地,我们就会变得敏感起来。

有时候,我们也可以刻意地训练自己的敏锐度,比如,我现在坐在椅子上,有意地去觉察一下我右脚小脚趾的感觉,它很放松,有一点点麻酥酥的温暖感,然后,我再把我的注意力移动到我左膝,它很放松,但有点点寒意……如此反复,你会对自己的身体变得越来越敏感。

很多时候,当我们静下心来,关注到我们的身体时,就会有些情绪浮现出来，有时候，它是悲伤或愤怒，有时候，它也可能以恶心、打嗝等生理反应的形式显现出来，但请不要惊慌，也不要急着逃离它。请允许它在那里停留一会儿，并带着一份爱意和好奇，邀请它带领你去觉察，看看它想告诉你什么讯息。很多时候，我们无法一下子就知道这份情绪的来由，没关系，允许它，只要看到它就好。

情绪是我们的思维或信念在我们身体上的反映。举个例子，当我们的头脑相信男人大声对着女人说话就是粗鲁的、没教养的（这是一个信念），那么当我们看到一个男人大声对一个女人说话时（也许我们就是那个女人），我们的内在就很可能会升起一些情绪，它可能是反感，不舒服，甚至是恶心，或者觉得受伤害。我们大多数的情绪反应模式其实都来自于我们早期（也许是童年，也许是成长过程中的某个时期）的一些历史事件，当那个原始的历史事件所造成的情绪冲击足够强大时，就会在我们的神经系统中建立起一个经验值，之后遇到类似的情境，我们就会自动化地将这个情境与早期原始事件时的情绪感觉挂钩，而身体上也自动化地产生出类似的体验，如心脏收缩，能量内收，呼吸局促等，很多的历史事件会在我们的身体上形成很多的伤害及痛苦的记忆（也就是所谓的黑洞），有人把我们的这个身体称之为Pain body（痛苦之身），而这个痛苦之身为了获得关注与滋养，总是会很病态地寻找类似的伤痛经验的刺激（精神分析称之为"强迫性重复"，这也是生物界的一个普遍现象），来证明它的存在。因此，对身体的高度感知能够让我们对情绪产生出一个较高的觉察力，当我们意识到自己的身体开始绷紧和收缩时，我们就知道自己可以放松一下了。

第二点是 B（Breath），呼吸。觉察到呼吸也是一个非常重要的方法。身体的放松程度和我们的呼吸品质有极大的关联。高品质的呼吸绵长深沉且均匀。腹式呼吸会变成一个自然的常态。想象一下，如果一个人呼吸粗重短促，会给人什么样的感觉？很可能让人感觉到紧张、不安，随时准备战斗。而一个呼吸轻细且深沉的人总是给人以安定祥和的感觉。所以，有意识地留意一下自己的呼吸，记住把呼吸带入你的腹部，慢慢地，一次次的，把你的呼吸带下去，你就会养成一个腹式呼吸的习惯。当然，还有一些呼吸训练的方法，是通过大剂量的呼吸打通身体能量被堵塞的地方，但这是要经过专门课程训练的，在平时或家里并不适合单独使用。

第三点是 C(Centered)，归于中心。我们身体的中心在哪里？不同的学者有不同的说法，有人说在心轮的中心，也就是我们胸膛的中心，而不是指生理上的心脏的位置；也有人说在丹田，我个人比较倾向于后者，当我们总是记住把注意力带到我们的中心时，我们是扎实的，脚踏实地的，也是安定的，外在世界任何的嘈杂繁乱无法影响到我们。

有了对身体 ABC 的了解，我们就变得更觉知，更临在于当下，更安住在自己的中心，我们的生命就会发展出一个全新的品质——神性的品质。是的，神性是存在于每一个当下的，当我们怀着全然的觉察去吃饭，去享受食物的真实滋味，当我们洗澡的时候去感觉水流经皮肤时的感觉，当我们走路时，去感觉身体带动空气轻抚脸颊时的感受……慢慢地，你会发现，你的头脑越来越少地夹在你和你真实经验之间了，你的生命开始变得不同，每一个普通的片刻都变得如此的珍贵，充满了无尽的恩典。

我和瑜伽的恋情

瑜伽提供一种和身体、意识连结的方式，让人可以借由肢体的伸展而进入宁静。瑜伽提供超越头脑的路径，你若练习瑜伽就会有机会经验意识的拓展……

我和瑜伽的关系，有些像"先结婚，后恋爱"，我先开了一家瑜伽馆，再开始练习瑜伽。

2008 年 4 月，我突然得到一个灵感，要办一家瑜伽馆，于是，我就开始张罗这件事情。几个月后，就真的有了"合一瑜伽·合一觉醒中心"的诞生。在即将开馆的几个星期前，我静静地坐在那里，在心里说："我可是基本不练瑜伽的，神性现在让我开一家瑜伽馆，就是开一家真正身心灵合一的瑜伽，而不仅专注于健身减肥……"

我自己在心里默念此事。就在开馆前的一段时间内，两个密传瑜伽都主动找上门来。虽不明就里，但既来之则安之。内在有个直觉告诉我，这两者是真功夫，也许正是我要找的。

开馆没几天，源淼老师就为我们做了一场公开的演讲，那情形像是生生地在给我们合一瑜伽做广告。最要紧的是，她创造的喜乐瑜伽当时我还没见识过，可是，眼前的这个人，实在是让我忍不住的狂喜啊。她那份自然流露出的慈悲与喜乐，让人印象深刻。而我和她，以及喜乐瑜伽的总教练呆呆老师之间,似乎一见钟情,有着一种非常熟悉又欢喜的连结感。尽管还不知道喜乐瑜伽是什么,可是从她们的身上我看到了那份喜乐与光明。

于是,就有了后来呆呆老师来我们馆里教喜乐瑜伽,而我正是那次习练之后,成了为数极少的坚持练习的学员之一。我还记得那一天是 2009 年 1 月 1 日,一个很有象征意味的日子,一个全新的开始。

以我对能量极其敏感的体质来讲,我在练习喜乐瑜伽的一开始,就爱上了。我非常喜欢其中的那些手印和曼陀罗,于我,有一种久违的感觉。而在我连做了两三天这个瑜伽之后的连续几个晚上,我的拙火(昆达里尼能量)再次猛烈地上升。连着两三个晚上,我都不得不一个人在床上倒立、翻腾出各种动作一两个小时之后才能让身体安静下来,以至于我突然产生了一个洞见,所谓瑜伽的来历,很可能不是先有体位法,后有拙火启动、自性圆满的。极有可能是那些大师们在拙火启动之后,身体自动地摆出了不同的动作,然后再倒推回来,有了今天的体位法。当然,这很有可能是我个人的拙见。这不重要,重要的是,我发现每次在我做完一整套动作之后,我的身心就会被调整到非常非常宁静与放松的状态,整个能量也开始变得非常精微。真是太美好了!

紧接着,看似完全偶然,昆达里尼瑜伽又找上门来。同事、朋友们都开始练习,而且纷纷享受它神奇的效果。一开始我想,我已经有了喜乐瑜伽这么好的方法,就无须再练习别的瑜伽了。可是,随着身边练习昆达里尼瑜伽的人越来越多,整天听他们分享心得,就无法抵抗它的诱惑了。于是,我也加入了这支队伍。

40 天的习练,昆达里尼瑜伽带给我的,是整个人能量的改变,身体散发出自然的体香。身体越来越好,气色红润,精力充沛。每天练习昆达里尼瑜伽需要一个小时左右，喜乐瑜伽全套下来也要 45 分钟－50 分钟。同时，我进一步发现，这两个瑜伽有着很大的不同在于，昆达里尼比较阳刚，喜乐比较阴柔，正好适合一早一晚习练。

瑜伽最让我欣喜的还在于，我们每天都会接触到一些负面的能量，包括思想、情绪，也包括身体上的一些不适、毒素等，通过练习瑜伽，这些负面的能量就能够很快地排出去，像是每天给自己的身心灵的能量场洗澡一样，长期坚持下去，身心灵就得到了全面的提升与转化。在这个过程中，你的头脑甚至根本无须知道为什么。很多头脑型的心理课程耗费了太多的时间去刨根问底，一直深挖，甚至挖到你的童年，以为自己找到了病根，但实际上，身体的记忆还在，它比头脑更清晰，导致根本性的转化很难发生。而瑜伽从身体入手，它甚至可以把你累世的业力都释放干净，所以，这是一个直接而有效的方法。

总而言之，经过这段时间"密集型"的练习，我已经深深地爱上瑜伽了，并且，它已经变成了我生活中最重要的一部分。这就应了我最初打算做瑜伽馆时的设想，要让瑜伽变成一种新的生活方式，让全国人民都爱上瑜伽！还没让瑜伽变成大多数人民的生活方式，现在它先成了我的生活方式了。

我曾经编写了一段关于瑜伽很美的话，放在这里也正适合：

瑜伽是一道门，一道经由你的身体而进入心灵的门，一道通往深层的放松、内在的宁静、爱与喜悦的门。

瑜伽提供一种和身体、意识连结的方式，让人可以借由肢体的伸展而进入宁静。瑜伽提供超越头脑的路径，你若练习瑜伽就会有机会经验意识的拓展，别只把它视为健康的工具，尽管它确实能带给你身体的平衡与健康。但它是超越身体的，它把你带向更深度地体验，经由你的身体,直接进入你的心灵,进入那个更广阔无垠的"大我"当中。

　　当身体安适了,就好像时间停止了一样,深度平衡、宁静和镇静就会出现,二元性以及因二元性而产生的纷扰消失了。然后,有一个片刻会到来,届时你会变成纯粹的意识,你会经验那个深度的合一:在那里,没有分别,只有融合;在那里,没有痛苦,只有爱!

和身体做朋友

瑜伽：和身体做朋友。

我曾经体质很差，虽然没有大毛病，但就是体力很差，时常精力不济，典型的亚健康状态，做事情常常力不从心。34 岁之前，因为大部分时间都用来做白日梦，我用 10%-20% 的精力所做的工作已经让领导们很是欣赏和满意，再加上自己对现实世界中人们对"成功"追求的不屑，所以，我剩余的百分之八九十的时间就是用来无所事事。

34 岁之后，开始做身心灵成长的公司。一下子，我的人生 180 度的大转弯。这几年我是百分之八九十的时间用在了工作上，完全没有了私人的时间与生活，我那本来就疲惫的身体在这个新工作的高压下变得如风中残烛。我对物质层面的轻视与对精神层面的极度追求，形成极强的反差。我从未在意过物质层面的真正需求……直到 2009 年 6 月的时候，身体已经到达几近崩溃的边缘。

练习昆达里尼瑜伽的时间近七个月之后，我开始越来越觉得我在与我的身体进行修和。现在的我精力充沛，不再有力不从心的感觉。手脚不再如从前一般冰凉。身体的免疫力明显提高。冬天也不再感冒，这种感觉真的让我体会到了什么是"健康"！

我开始爱惜自己的身体了。我基本吃素。最近这一两个月，每天都只能吃一顿饭了，因为觉得饱，所以只吃午餐。偶尔嘴馋多吃了一顿，身体就会不舒服。我们要维持身体的健康,食物与呼吸的空气都很重要。现在的空气质量太差,如果还没有下定决心离开大城市,只好忍着。而食物就变得非常重要了。

于是:

·我给自己买有机素菜;

·喝干净的山泉水;

·喝有机茶,以红茶为主(女生体质比较寒,红茶性温);

·只要有可能,就给自己做饭吃,最主要的是,不放味精,少油少盐;

·做菜的油是葵花籽油和橄榄油换着用,以后要过渡到只用橄榄油或亚麻籽油;

·当然,还有每天一个小时或一个半小时的瑜伽,那是我觉得必不可少的幸福时刻,用一些时间只是和自己在一起,瑜伽,是爱自己最好的方式;

·早睡

·早起

·静坐

·花精与灵性彩油,效果奇好,无论是提升,还是针对身体部位的堵塞,都有很好辅助效果。用花精来配合我的冥想,效果明显。

总而言之,这段时间,我在大搞身体建设。我的身体也非常友好,让我体会到了越来越轻松自如的感觉。真的是要对自己的身体说一声:谢谢你,我爱你!

生命之根

我们不再需要为自己的身体所困，相反，我们可以与之做朋友，并且享受它所带来的美妙！

海底轮，又称根轮，是我们的第一个脉轮。望文生义，它所掌管的是我们的根本——关于生存，关于工作，关于金钱，关于性，还有关于我们的家。根轮一旦卡住，就像一棵树，树根生了病，枝叶也不会茂盛。所有枝叶上的问题，要从树根抓起。根轮不通，要想让能量继续往上升是不太可能的。意识层次的高低和能量的高低紧密相关，而如果从根上能量无法流动，就更遑论它往上面去提升了。所以，灵性的修持，没有根轮的支持，等于是空中楼阁。

《七彩人生之第一脉轮》这三天的课程使我受益匪浅，关于脉轮，就有诸多值得探索的地方。仅仅性能量，在我们东方人的思维中，就卡住了多少的羞耻感，诸多的制约，让我们变得拘泥于束缚。以及与我们身体失去连结，更使我们变得麻木不仁。生命因此而失去了滋味，变得没有了能量。

这三天，做了很多跟身体有关的工作。而阿兰塔老师教会我们的是，从不同的方向去探索，我们的头脑加诸在我们身体上的种种限制。我们的天性是快乐的、自在的，但是，因为头脑的介入，我们失去了与身体的连结,从而也失去了快乐的天性。"快乐是与身体相关的,它与头脑无关。快乐是实实在在的身体上的感觉,它与想法无关。"不断地回到身体,了解后天的制约,从而变得更加的觉知,觉知到所有的自然与不自然,进而尝到静心的滋味。还有那份敞开,那份与自己的根相连结的感觉,以及扩大的空间感。我们不再需要为自己的身体所困,相反,我们可以与之做朋友,并且享受它所带来的美妙!生命本来就是美妙的,红火而热烈,正是第一个脉轮的颜色!

三天的快乐学习,每个人都玩得十分尽兴,我也一样。关于身心灵,这个课程研究的很透彻!令我欣赏!我想,这条道路最吸引我的,也正是这股源源不断的创造力,有时它来源于某一个人,或者某一些人,有时来源于自己,而这些都是神的恩典!!!

让全然的经验刺穿你的痛苦之身

一次次的，全然的投身于你的生活中，让经验之箭刺穿你的痛苦之身，而你将不再需要千千万万世地回到那个轮转的业力当中。

埃克哈特·托利在《当下的力量》中谈到痛苦之身。实际上，所谓痛苦之身，就是过往种种未能得到及时释放的被压抑的受挫情绪，在我们的身上地卡住，日积月累，就形成了各种身体上的不适及疾病。比如，长期的压力得不到释放，就容易造成我们肩颈的紧张僵硬；而悲伤得不到释放，往往容易造成心脏或胃部的不适；恐惧可能造成肾脏或腹部或头部的紧张与疼痛；担心忧虑则容易引起脾脏及胰腺的失调，等等。事实本身只是事实而已，它并不会制造任何痛苦，痛苦来自于头脑对事件的解释，以及对事实本身的抗拒。

再次回到"自我"的话题上，痛苦本不是实相，但是，当我们过度认同于头脑所制造的痛苦时，那些假相的痛苦却会在我们的身上呈现出物理性的病痛。这也就是为什么不能简单粗暴地说一声，自我不是实相，无须对治的原因。既然整个世界都是我们心相的投射，外在的世界看起来是如此具体、如此"真实"，我们就不能完全的置现实世界于不顾，现代社会中，有效的修行是要让人能够在现实中活出内在的宁静，而不是主张每个人都跑到深山老林去清修。

自我的执着重点之一就在于对这个痛苦之身的执着,因为它的确看起来是那么的具体真实。而恐惧、分裂、怀疑、竞争、愤怒、妒忌、憎恨等思想与情绪就是自我的食物,它需要不停地制造上述种种痛苦来证明自己的存在,它像个嗜血的怪物一样,不断地戳出血,才能维系其存活。生活中,我们看到周围的人总是一而再再而三地重复着同样的痛苦故事而不愿意做一点改变,比如夫妻吵架一辈子,你问他们既然双方这么痛苦,为什么不早点离婚?他们就会很惊讶地说,难道夫妻不就是要这样吵吵闹闹才能一直"好"下去吗?哪来的逻辑?!但这确实就是自我的逻辑,自我需要不断的挑起痛苦来证明自己确实活着。于是,我们会看到那些痛苦的模式被一次次的重复,从外婆传给母亲,再从母亲传给女儿,女儿再传给自己的女儿……这就是所谓的轮回,个人的轮回模式也是如此。

自我为什么有如此受虐的特质?

第一,我个人认为这种重复受虐的潜在的动机其实是为了学习。大自然的动物有一种习性叫作"强迫性重复",举个例子,如果有一只兔子不小心在森林里被猎人的夹子夹了一下而逃脱了,聪明的猎人只需要在原来的地方再下一个夹子,一两天之内,就能在原地捕获那只受过伤的兔子。人类继承了很多的动物性,其中也有类似强迫性重复的心理趋向。这是"自我"这个虚假的骗子要证明自己存在的一个方法。但是,大自然的设计其实是有其用意。更何况,自然界里的动物并没有什么"自我",只有社会中的人类才会有。那么这个设计的用意何在?我个人认为,这是所有物种进化的需要。作为一个物种,只有通过这种强迫性的驱力才能在一次次重复的失败中总结经验,代价是要付的,而且可能是好多代的动物以生命换来的,而它却可能带来整个物种的基因跃迁，并让它们在自然的优胜劣汰中存活下来。这样看来，轮转是有其用意的。我们来到世界的这一生，是为了学习某些功课的。当然，在"自我"操控下的无明的灵魂，会让这个"学习"的过程变得重复而漫长，很多的灵魂都要经过无数代的失败才能开始有所醒悟。因此，从这点上来说，光有强迫性重复还是不够的，量的积累到一定的程度，就必须有一些质的飞跃才行，这也就是意识之光的重要性。

第二，自我这个假相，作为头脑的产物，是一个集合了念头、思想、情绪等一堆不实之物的一个虚假的认同。而头脑最大的一个特性就是，极力想"完成"事情，它对"完成"的执着几乎到了偏执的地步。头脑的另一个特性是无法活在当下，它极力地逃避着任何的经验。我们总是不能好好地去经验我们的食物，不能够去经验我们的生活以及我们生命中的爱人、朋友。我们从来没有全然地活在每一个片刻，半心半意地活着。这种生活状态，又再次会让我们偏执的头脑制造出更多要去"完成"的目标。因此，寻找"更多"变成了"完成"的一个替代性方案：更多的食物，更多的金钱，更多的认可，更多的性爱，等等。它以为只要有了更多，就算真正的活过。其实，这是一个极度的恶性循环。如果不能全然地活在每一个当下，头脑就会在每一个当下之后留下一大堆生活的残渣和心理遗憾，以及对未来种种"计划"与向往，因为它相信，未来有可能比现在更好。而"业力"的形成，就是无数世代以来头脑所积累下来的生活残渣，一大堆要完成而未完成的事情。

第三，与头脑想要完成的执着相对应的最大的一个悖论就是，它总是在抗拒真正的经验。对痛苦的抗拒与逃避，是造成痛苦不断持续的原因。虽然，头脑这只受虐狂兔子一而再再而三地跑到坑洞的边缘去撩拨自己的伤口，但是，你让它干脆一头扎进那个坑洞里去，却是万万不肯的。只有全然的经验，才会让你免于痛苦。真正懂得什么是实相的治疗师，他会因为对实相的了悟，在处理个案时不做虚假的解决方案，而是带领当事人直接进入那个"痛苦"的经验，而你一旦进入了那个"痛苦"的核心，就会发现，在痛苦的背后，是一份宁静、爱与喜悦。这样的处理，比那些把你头脑中的兔子带到坑洞边上转一圈，释放一些情绪，流点眼泪的方式要来得深刻得多。全然的进入那个经验，让想象中的老虎把你吞没，你会发现，在那个谷底，头脑的残渣被燃烧殆尽了，一个深刻的完成被完成了。一次次的，全然的投身于你的生活中，让经验之箭刺穿你的痛苦之身，而你将不再需要千千万万世地回到那个轮转的业力当中。你不留残渣地活在当下的能力，就像是一把利箭，斩断了头脑不断轮回的锁链，因此，顿悟是可能的。

　　全然的生活，完完全全的投入在每一个当下，你就是在创造你的自由，这个自由不再拖着过去的尾巴，也不带着对的未来的计划与幻想，它是纯粹的，干净得近乎透明。完全的活在当下，而只有当下，才能让你保持你的鲜活，如晨光中的玫瑰，纯净欲滴，芳香四溢。

脉轮能量与昆达里尼

对于一个普通人来说,昆达里尼的真正启动是一次重生,人,才真正有可能迈向神性。

脉轮(Chakra)是印度古老的修行法门瑜伽中用来描述人体中能量的一个系统,也可以说,它就是我们身体的能量地图。就像中医喜欢用经络来指代我们身体里"气"的运行路径一样,脉轮则是用来描述能量的运行状况。

能量是什么?它其实很大程度上像我们传统文化中所说的"气",它讲究"意到气到",其实,能量也是一样,你只有觉察到它,才会感觉到它的存在,而且,它也会随着你的意念而去到你要它去的地方,并且会随着你觉察力的提高而不断地增长。因此,可以说,一个觉察力很高的人,能量一定很大。佛陀可以保持一天24小时的觉察,所以,他就是能量大到可以和宇宙化为一体的人。

量子力学研究到最后,发现物质的本质其实不过就是一团次原子微粒的震动而已,也就是我们所说的能量振动。而量子的波粒二象性(即量子是以波或是粒子的形态呈现取决于观察者的观察角度或说测量方法)所说明的是,主体的意识决定了物质的最终形态。由此可见,能量,并不是看不见摸不着的很"玄"的东西,它是一个很"物理"的存在,并可以被身体所感知,当然也可被仪器测量到,也有可能被我们所看到的(如果你的第六轮也就是眉心轮打开的话,就能够看见)。

回到脉轮上面来。印度人相信,人的身体由下到上可以分成不同的脉轮,而与不同脉轮相对应的也有不同的"身体"。这一点似乎不是很好理解,我们可以想象成一个人除了可见的身体以外,在他的周围还包围着一层层的能量场(国人喜欢说气场),它们就是对应由下到上不同的脉轮的。而不同的脉轮所代表的生命向度都不同。不同的系统有不同的分法,系统一般被分为三个、五个或七个,甚至九个。认知度较高的是七个。

一般来说,一个刚出生的孩子,他的脉轮应该是全打通的,他的顶轮(俗称天灵盖)是打开的,所以,我们常常看到孩子不仅精力旺盛,而且,他们常常可以看见成年人所看不到的东西。一个身体和心理都健康的人,一定是一个能量开放且自由流动的人,相反,一个身心不健康的人,他的能量往往是被卡住和锁死的。

随着我们社会化的过程,我们不断受到教育、指责、控制、拒绝、挫折和伤害等,我们原本活泼的生命力就会一次又一次地受挫,而造成能量被锁住。一个正常存活的生命体,无论他受过多少挫折和伤害,他的脉轮不可能是完完全全锁死的。不同的人因为他成长过程的不同,被卡住的地方也会有不同。以下是每个轮代表的不同的生命向度:

一,海底轮,又称根轮。顾名思义,它代表着我们生命力之根,包括生殖系统,以及双腿。海底轮主要掌管着我们的生存能力及生殖与性能力,常常表现为我们最原始的欲望,对食物、金钱和性等方面的需求。我们所有的能量都来自于这个最原始的性能量,它是一切的基础。

二,脐轮。肚脐是婴儿与母亲连结的地方。而在肚脐周围的这一个能量场中所代表的是我们的关系，以及在各种关系的互动中所储存下来的各种情绪能量，如愤怒、悲伤、恐惧、压抑、痛苦等。如果人们的情绪总是得不到自由的表达与流动，它们就会被扣在这里，日积月累，就容易大腹便便。同时，这个轮也是关于勇气与力量的。一个有勇气的人，在英文里叫作有 Guts，Guts 指的就是腹部。

三，太阳神经丛。它是指我们横隔膜周围的一带，胃部以上。这个轮，又称意志轮。意志力是我们愿意为我们的选择而付出努力的力量。但一个意志力过于强大的人，不达目的誓不罢休，执拗固执，就变得容易上脑，失去柔软度，失去与身体感觉的连结。这个轮同样也是关于我们针对是非对错的判断的。

四，心轮。能量上的心并不是指我们生理上的心脏，而是指胸腔的中央位置。这个位置是关于爱与被爱的能力，关于慈悲，关于无条件的爱与接纳的。到了这一轮，人之所以为人。前面三轮，指的是人的动物性，而走到第四轮，人性开始接管，并渐渐地将人性带向神性。

五，喉轮。也称表达轮。它是关于我们情绪的表达、爱的表达、艺术的表达。所以，这一轮也代表了我们的创造力。同时，这一轮也是信念之轮，有很多的信念会卡在这里。

六，眉心轮，也称第三眼或天眼。它是指我们两眉中间的部分。从这里开始，人开始迈向神性。我们的肉眼是用来看外面的世界，只有第三眼打开，就开始朝内在看了，而只有此时，你的智慧才真正地开启。这一轮，是关于直觉、智慧和愿景。

七，顶轮。顾名思义，它位于我们头顶，是开启神性的天窗。它是关于灵性的。当顶轮完全打开，我们就可以与我们的神性连结，跟整体连结，听得懂存在的语言。

能量来自于一,它没有高低好坏之分,对于我们的身体来说,所有的能量都来自于性能量。但是,这不代表我们的能量水平就永远处在同一个层次或同一个频率。虽然来自于性能量,但是,不代表我们的一生都要不断地去被性所驱赶,我们的人生在不同的时期会有不同的主题。随着我们对内在的关注,觉知力和意识水平的提升,我们的能量也会不断地得到提升并转化。就像神奇的炼金术一样,随着原料的不断提炼,杂质没有了,纯度提高了,金属便开始闪闪发光。而身心灵的成长,就是这样一个不断炼金的过程,从外围开始,不断提纯,直到看见我们闪闪发光的本质。

一轮、三轮和五轮比较男性化,代表阳刚的力量,二四六轮则比较具有女性的特质,阴柔包容和接受,当然到了第七轮,就是一个巨大的整合,它超越了男女,合二为一,是为合一。

七个脉轮,分别呈现出七种颜色的光,从下到上分别是:赤橙黄绿青蓝紫,也是彩虹的颜色。当我们的能量足够净化时,光就会变成纯净的白色,实际上,白色也蕴藏着七彩色。再进一步,当我们的意识完全觉醒,颜色就会变成金色。当然,所有的这些颜色并不是我们的肉眼所能看见的,而是通过我们的第三眼。对于普通人来说,有的人某一两个轮比较开放,他或她的身体就会反映出那个轮的颜色的光,大多数的普通人因为无论是在身体、情绪、思想或者是意识层面都还有些未被净化和提升的部分,所以,他们的光也常常或多或少的带着杂质,没有特别的纯净。当然,一切的发生都是一个自然的过程。

七个脉轮所对应着七个不同的身体,从下到上,它们依次分为:肉身体、情绪体(也称以太体)、星光体(又称理智体)、心智体、灵性体、宇宙体(或说业力体),以及涅槃体。它们就像一层层的能量圈,在外面包围着我们的身体。实际上，要想能量变得纯净，我们每一个"身体"都要被净化。对应前面讲过七个脉轮的不同生命向度，也就是，我们要在每一个生命的向度都能够保持敞开和流动，那么我们就会变成一个"全然"的人。

所以，一个全然的人，他既是勇敢的、坚强的，又是脆弱的、敏感的；他既是充满战斗力的、努力的，也是放松的、臣服的、懂得享受的；他既是智慧如老人，又是天真如孩子；他既是慈悲的柔软的，又是无情的坚硬的……总之，你只要能够说出他的一个面向，就一定能够发现他还有一个相反的面向，因此他既是白天也是黑夜。这是因为存在就是如此，既是白天又是黑夜，一个全然的人，就是一个向存在敞开，并与之融为一体的人。存在不是只要白天不要黑夜，只要太阳不要月亮，那样的世界会令人疯癫。因此，一个全然的人也不能只是一味地做一个"好人"或是"圣人"，当夜晚来临的时候，被他压抑的所谓"不好"的另一面一定会逼得他发疯，他在白天，在人前极力做一个好人，一个圣人，在晚上，在家里，或者在梦里，他一定是个疯狂的人。

因此，接纳你自己，接纳你生命所有的向度，才会是全然的敞开。请牢记，白色的光里已经蕴含着彩虹的所有颜色。

不妨来看昆达里尼，即密宗中所指的"拙火"，也是昆达里尼瑜伽里面所指的能量。

昆达里尼，是储存在我们每个人尾椎里的一段能量，它的形状如一条盘成三圈半的小蛇，被称为"内在之火"，是我们所有生命力与创造力的源泉。但是，普通人的昆达里尼都处于蛰伏状态，有的人可能一辈子都不曾启动这个能量，但一旦启动，它便如核弹爆炸一样，动力澎湃。

　　什么样的状态下我们会启动昆达里尼呢？其中之一就是当极度的恐惧或悲愤转化成巨大无比的勇气时，就会被引发。我们都听说过一个故事，日本有一个妇女在一个街区外看到自己的孩子正从楼上下坠，她极速冲刺赶在孩子坠地之前托起了自己的孩子。据测算，她当时的速度绝对超过任何一个短跑冠军。还有类似的一人托起一辆车以抢救被压孩子的事件。其实，在极度危难的状态下，是身体内的昆达里尼被启动，帮助完成看起来完全不可能的任务。但是，这种状态过后，昆达里尼往往又会回归它的蛰伏状态，它的主人还没有真正成为它的"主人"，也就代表他/她还不能自主地调用这个能量。

　　另外的状态就是修行。当你穿越所有外在身体的障碍时，你的昆达里尼就很容易被启动。瑜伽有专门的昆达里尼瑜伽，动态式静心的一百多种静心方法里面，其中也有一款是昆达里尼静心，还有如动态静心、曼达拉、拉提汗等很多的方法里面，都有一些部分是针对启动昆达里尼的。

　　昆达里尼一旦真正的启动，有的人就会经验到像放烟花一样的感觉，红色橘色的光从尾椎上升，沿着脊椎冲出头顶，还有的人也会经验到一串串的"小蛇"从尾椎窜出直到顶轮。前面讲过，昆达里尼的能量就像核弹一样，其能量大得不可估量。更重要的是，昆达里尼的能量一旦启动，它就会自动地去到你身体的不同位置，净化那些需要被净化的，会对你的身体的各个层面进行一次革命性的清理和重组。对于一个普通人来说，昆达里尼的真正启动是一次重生，人才真正有可能迈向神性。否则的话，要想觉醒，就是一句空谈。

　　但是，要记住，昆达里尼如一把利刃，也有它的危险性。一个长期处在低能量状态的普通人，一下子进入高能量，很可能会站不起来。如果你内在情绪清理的不够,你的自我还很强大,但自发性自觉性都还不够,强行把你的昆达里尼击发出来,也是有危险的。它甚至会像一匹脱缰的野马一样,把你撕碎,有些人会因此而发疯。

对于绝大多数的人来说,启动昆达里尼是迈向神性的重要一步,它是一个必要条件,但还不是充分条件。有些人的昆达里尼启动了,但是,他的顶轮却未必完全打开。同时,还需花一定的时间和工夫去练习如何随时调用这匹烈马,有些人也可能多年都找不到正确的方法,越走越偏。而迈向神性最重要的一步,其实跟能量大小无关,你所需要做的只是——完全的臣服。

有些人在修炼的道路上一味地追求"大能量",在我看来,这是本末倒置。其实,能量也好,持咒也好,打坐也好,都只是道路,它们并不代表最终的那个真理。所以,我常说:能量什么也不是。别把指月亮的手指当作月亮。你最终所要到达的,是宁静,是喜乐,是爱,是难以言传的经验。而那时候,你的自我已经不存在了,你融入整体,变成了它,当然,那时候的你,能量大到甚至与宇宙合一。但是你会发现,对你来说,能量的增长,只不过是搂草打兔子,捎带脚而已。

疗愈的力量

　　Healing 这个词,在汉语里也找不到真正相对应的词,有人将它翻译成"治疗",但实际上,它代表的不是普通意义上的治疗。我个人喜欢将它翻译成"疗愈",因为它至少代表了三层含义,第一:它是一种治疗;第二,治疗完了以后要痊"愈";第三,它不像普通治疗,会让我感觉是比较生理层面的处理与对治,疗愈更多的是发生在心理甚至是灵性的层面,由心灵的平衡带来身体自然的健康。尽管如此,疗愈这个词还是不能穷尽 Healing 的含义。但是,聊胜于无,我们就姑且用之。

　　与 Healing 相对应的就有 Healer,是指给人做治疗的人。同样的道理,我只能勉强地把它翻译成疗愈师。

　　那么,英文中的 Healing 到底指的是什么意思? 这里首先要看它所指称的疗愈背后的哲学是什么。我个人对英文不太精通,我不知道 Healing 这个词的来源是哪里,据说它的意思是"回到整体"。是的,我有理由相信它不会只来自于英国的背景,它应该来自那些更古老的文化中, 像西伯利亚、中南美的印加文明或是印度文明才可能孕育出 Healing 的文化。Healing,所指代的治疗哲学是一种整体性的发生。国人对此一定不会陌生, 因为中医的传统就是将人体作为一个系统来看。中医强调的是经络、穴位,而 Healing 更多地强调的是能量,其实殊途同归。传统的中医是强调身心平衡,Healing 也是,同时,Healing 还导向灵性的提升。因为，在 Healing 的文化里，每一个个体都是身心灵合一的产物。人类最根本的病痛来自于与整体的分离感，而真正的疗愈是让你回归与整体的合一。

从能量的角度来看，我们过往的伤痛所形成的情绪负荷（Charge）会存留在能量体中，例如，在我们的第三个身体，即星光体（有人称之为情绪体）中，就会存留非常多的过往的情绪记忆，而我们的一些固执的念头与想法，则会在我们的第四个身体，即心智体上留下一个艰固的能量模式。事实上，能量疗愈的工作者，是完全可以在来访者的各个能量体上感觉到这些能量印记存在的。这些固执的能量就是我们所说的能量被卡住或产生能量结。一个所谓的"病患"，并不是他或她缺少了什么，而是他或她比健康"多"出了这些卡住的能量结，身心灵的健康，就是让这些卡住的能量释放掉，并且从此可以让能量自由的流动起来。

能量工作与能量疗愈所做的，就是让治疗者变成一个能量的管道，让神圣的、充满疗愈力量的能量流通，并传递给被治疗者。大量的能量被导入到治疗的场域里，就像将大量的水引入到塞满泥沙的河床一样，让巨大的水流去冲刷掉那些泥沙，让干涸狭窄的河道再次变得宽敞流动起来。可以说，这样的疗愈是非常简单的，却又非常神奇。因为能量工作者看起来并没有"做"什么，而被治疗者更是不需要做什么，只要全然的放松，疗愈就发生了。

有些人会经验到一些来自童年甚至更遥远意识的转化及情绪的释放，有些人感觉不敏感，仿佛就是睡了一觉，可是，回到日常的生活与工作当中，他们往往发现，很多长期的习性模式改变了，人际沟通方式也改变了，甚至一些被精神科医生诊断为非常严重的精神症状也消失了……能量疗愈是可以带来奇迹的。因为，能量疗愈是在最深刻的层面工作，即我们存在(Being)的层面，在这里，那些只看到所谓"问题"或"症状"的分离意识消失了。每一个来访者都被视作一个整体，也许是短暂的迷失，但他从来都是存在所钟爱的孩子，他所需要的，只是一个无限接纳的空间，一双支持的手，一个全然的敞开，剩下的，就是神性能量来接管，由爱来接管。疗愈的力量，就是爱的力量！

每一件事情都是修行

每当有人问我,为什么要学心理学? 我回答,心理学是我的修行方法,也是我帮助现代人走向灵性成长的一个阶梯。现代的人心早已不再是以往的人心。印度一位大师曾说过:"人从来没有堕落到这么低!"在这个时代,人们只崇拜权力、金钱和名声,政客和电影明星成了人们心中的神。这是多么荒谬又是多么可怕的一件事啊。但是,一些陈旧的方法已经很难用于对治今天堕落的人心了,而心理学是一个比较适合现代人的方法,尤其是应用心理学,可以比较快速地进行伤口清洗。内心一旦变得干净,人类内在那颗灵性的种子就会开始发芽,而芽一旦露头,谁也无法阻挡它继续向上长成一棵参天大树。这也是为什么许多走上成长之路的人都喜欢说自己走上了一条"不归路",这确实是一条不归路。因为我们每个人都是宇宙的一个种子,我们的 DNA 里早已蕴藏了灵性的讯息,只需等待合适的时机,它就会破土而出。

我想,我今生的课题可能就是要学习如何在尘世中修行。尘世的考验让我们时时刻刻都处在各种的关系中,我们与自己的关系,与物质的关系以及与他人的关系,每一个关系里都写满了问题。我也终于领悟到,在每一天的生活当中,每一件事情都是让我去修行的。我要如何对待我的亲人、爱人、朋友、客户、竞争者、合作伙伴,并给他们无条件的爱和公正? 我要如何面对爱情、友情、背叛以及伤害,并学会接纳与宽恕？我要如何面对诱惑、挑战、逆境与顺境，并学会放下？我要如何面对"做"（Doing）和"存在"（Being）之间的矛盾，并掌握真正的平衡？有些考试对我来说很简单，但有一些却并不太容易，甚至相当难。我想重要的是，我以修行的态度来看待每一件事情的发生，这样才能让我完完全全地对自己负责，并学着越来越随顺自然。

真理是简单的

真理是简单的，无法言传的。当你用你的生命去经验真理时，你会流泪，会狂喜，但你却无法用言语来分享。这就是我内观十天的体验。

一个 2 500 年前佛陀的教导，在世界各地相继失传之后，却在一个"金色之岛"——缅甸——得以保持它的原汁原味，薪火相传至今，并由一个叫葛印卡的人再度传回印度，并从那里传播到世界各地。

十天，不能说话，保持"神圣的静默"，也不许和别人有目光接触。每一天，你需要观察自己的呼吸，观察自己身体的每一部分的不同感受，你要用一份全然的，超然的"平常心"去观察你身体中每一部分出现的不同感受。

2 500 年前，佛陀用他自己亲身经历的修行发现了宇宙的真理，也找出了人类痛苦最本质的原因。人类的痛苦来自于我们的不同感受，当愉悦的感受出现时，我们便生出贪爱之心，而当不愉悦的感受出现时，我们便生出嗔恨之心，我们希望愉悦的感受不断地重复出现，而企求不愉悦的感受很快消失。我们以非常不平等的心去对待身体和感受，并将这种不平等的心进一步扩大到我们对周遭世界的看法。这就是无明和愚痴。而这种贪爱与嗔恨的心不断地重复的结果，就是形成了习性反应，不断地累积，不断地喂养那个本来并不存在的"我"。

没有一个真正的我，我们对"我"的幻觉是贪嗔痴的另一个结果。每一个个体都是由一堆不断生起灭去的次原子微粒构成的，每一个人都是一段能量的波动而已，而这些波动之间并没有什么本质的差别……

看了很多书，读过很多的佛理，关于我执，关于贪嗔痴，我们都听过，想过，觉知其有道理，但从来不曾真正地经验过。真理是经验，不是道理，不是想法，所谓闻、思、修，最重要的还在于修。

当我真正经验到身体消失的感觉，经验到身体的微细震动时，突然明白，原来真的不存在一个所谓的"我"，一切都只是空，我跟这个世界是一体的，是没有差别的。而听了那么多次的"平常心"，终于在自己对身体的亲身经验中，变得那么确实。记得在第四天的禅坐，中午吃饭时，我终于忍不住地失声大哭起来，就为了这句"平常心"，我内心充满了感动，那不是难过的眼泪，而是感动和领悟的眼泪。还记得在第六天的禅坐中，我突然意识到，所谓慈悲与智慧，就是接受事物本来的样子，不期望他人和世界为你做任何改变。而一旦看清了这一点，我内心竟爆发出一阵狂喜，我差点要笑出声来。听闻了多少次的道理，我以为我真的了解了，然而，只有在它流经你的身体时，你才知道，它已经变成了你的智慧，那是一个无法言说的境界。

还有很多的体悟，关于能量，关于觉察，关于最简单的真理……大道无言，我先止于此。

活在静心里

很多时候，当我们在说静心的时候，它可能指向两个层面：一是指静心的方法与技巧，而另外的则是指静心的状态。所以，静心，它既是手段，又是目标。

什么是静心？我常常会问来我们合一觉醒中心参加静心体验的人这个问题，虽然是第一次静心，但是他们常常给出一些美好而朴素的答案。

"静心就是让心静下来。"没错！

"静心就是让脑子不再想东想西。"很好！

"静心就是跟自己的心在一起。"很对！

......

有趣的是，无论你是否有过静心的经验，在你的内在，你都或多或少知道什么是静心。Meditation，，这个词被翻译成静心，很美也很贴切。之前有的翻译称为"冥想"，我认为不妥当，因为，在最深的静心当中，我们会经验到什么也不想的、无念的状态，所以，静心并不是一个思想的活动。

静心是一种全然的、活在当下的品质，而在我们每个人的本质里面，我们都是静心的。看那些天真的小孩子，他们在玩泥巴，在涂鸦，他们是多么的专注,他们全情地投入在自己的活动中,没有任何事情可以打扰到他们;而这一刻他很开心,下一刻他可能很生气,他的脸颊会气得发红,他会大喊大叫,他很全然,不会掩饰他们的愤怒,而且,很快他的愤怒就消失了,会转身被另外的活动或其他事情所吸引,这是一个非常自然的状态……除非大人介入。慢慢地他们随着年龄的增长,他们就不再那么全然了,他们会在生气的同时,内在产生另一个声音:生气是不好的,不应该生气。于是,一次次地,小孩子失去了他的全然性,他们会在做事情的时候,内在同时存在不同的声音来干扰它。印度的一位灵性大师说,在我们的内在,有一堆群众,不是一个人,而是一群人,不停地碎碎念。正是这些碎碎念让我们失去了与生俱来的静心品质。

有一个朋友对我说,她总是无法做决定,她问我要如何做决定。我说,只要内在是安静的,你总是能听到你自己内在的声音,你知道自己要什么,做决定就会变成一件再容易不过的事情,只需要一秒钟而已。而阻止你做决定的,是你内心那些不同的声音,父母怎么看,朋友怎么想,等等,其实,你就是不知道自己想要的是什么。朋友沉思了一会儿,她发现情况正如我所说的。

静心就跟自己的心在一起,而不是一天到晚跟自己的头脑在一起。头脑给我们带来很多的便利,它让我们拥有知识,知道如何应对日常的工作生活,但是,过度地用脑却会给我们制造不少的麻烦。因为头脑是二元对立的、非此即彼的,所以,头脑是制造冲突与分裂的高手。如果我们整天听头脑中那些碎碎念,最后只有一条出路那就是疯狂。心的品质与头脑的品质正好相反,它是宁静的,包容的,它不会做判断,只会提供足够的空间,它是懂得欣赏与接纳的,它是等待,是爱。很多人在恋爱的时候都觉得自己好像变"傻"了,并且总是只看到对方的优点而完全忽略了对方的缺点。因为,当一个人在爱的时候,他的头脑不会那么活跃,可心是敞开的,他只会经验到心的美好品质。

静心,就是让我们重新找回心的品质,重新回到爱里。有人说,成长的道路就是觉察。可是,如果你过度地努力于"觉察"的话,要小心,你会很容易落入到头脑当中,因为那个"努力"仍然是属于头脑的。而静心是一种完全不造作的状态,它是完全的放松,一种深层的无为。如果你深深地沉入你的心,你会发现,你就是觉察的,你的心会处在一种全知的状态,没有一丝一毫的造作在里面,但它却可以洞悉一切,它是完全觉知的。觉察是一种做,而觉知是一种品质,一个状态,一个发生,它是心的本质。

当然,为了到达静心的状态,我们仍然需要"做"些什么,通过一定的"做"而到达什么也不做。听起来很矛盾,但是,我们需要一些方法来训练我们的心。传统的方法有静坐、禅修,包括佛陀 2 500 年前的那个原始教法——内观,都是有效的。但是,它们往往也会使人面临一个难题,即:现代人的头脑太忙碌了,让他们静静地坐在那里什么也不做是不现实的。因此,印度的一位灵性大师发明了很多适合现代人的动态静心技巧,让人们在运动中回归定静。而瑜伽也是非常好的静心方法,在瑜伽里,有调息法,有体位法,也有唱颂,它也是通过动而到达静的美好方式。

很多时候,当我们在说静心的时候,它可能指向两个层面:一是指静心的方法与技巧,而另一层面则是指静心的状态。所以,静心,既是手段,又是目标。

在一路成长的过程中,我发现,我最终要寻找的只是通过静心发现并找到自己的本质。从前参加过那么多的课程，心理学、呼吸、能量，各种各样的治疗，最后都只是为了让我开始静心而做的准备而已。在深层的静心里，我就是我一直在寻找的那一个。因为我们每个人的内心，都是爱，都是宁静，都是和平与富足，我们根本不需要向外寻找。

我越来越发现，静心是可以成为动态的。它在生活的一点一滴中，在与同事朋友的相处中，在吃饭走路中，在面临具体的困难中，我们时刻都可以在自己的内在保持那份觉知的品质，那份泰山崩于前也不为外界所动的内在力量……这就是静心的力量。你不需要刻意再做什么了，一切都是那么的自然，生活再一次变得简单纯粹，而自己则再次地变得如孩子般纯真。

说说"临在"

"临在"(Presence)这个词严格说来，不是真正意义上的现代汉语，但是，我们如果看一些灵性方面的书籍或资料，却会经常遇见它。比如，在艾克哈特·托利的《新世界——灵性的觉醒》中就经常提到这个词，很多国外的灵性导师也都一再提及这个词，在合一大学，它更是"神性"的代名词。在灵性世界的语汇中，它和"开悟"一样，算得上是一个高频词。那么，它到底指的是什么呢？

从字面上来看，Presence 的本意是指"在场"、"到场"，但是，从词性上来看，在场或者到场，更像是动词，而英文中的 Presence 却是一个名词，所以，从这个角度来理解，它应该是指某个主体在场或到场的一种状态。显然，这样子翻译，就太烦琐了，所以，需要一个新的词汇来表达其双重特质，它既具备某种动作性，同时也具备因为这个动作而带来的状态感。在我看来，"临在"是一个生造词，它不太容易被人理解也很正常。但无论如何，这个生造词兼具上述动词与名词的特性，实际上相当于一个动名词。

再来看看，这个"临在"在灵性的语汇中为什么会显得如此重要。临在其实就是指处在"当下"(Now and Here)，也就是 Be Present。当你处于当下时，你的心是"在场的"。常态下，我们的心一点都不"临在"，我们的头脑不是忙着回忆过去，担心未来，就是基于过去的经验而不断的在分析、评论、判断、比较……我们的头脑无时无刻不在忙碌着,一分钟就会有一千零一个想法冒出来,而我们的头脑一忙,心就亡了,它就不可能在场了——这是人类痛苦的根源之一。所以,要把你的心收回来,收到当下这一刻。你的心到场,痛苦与烦恼就自动不见了,很多的灵性导师都说"当下没有问题",当你的心临在时(这里的"临在"是个动词),就会全然的进入当下的经验里,在那里,头脑不见了,历史不见了,内在的故事不见了,焦虑担心不见了,只有那个活生生的能量振动。只有那个"在",而它就是生命,就是神性。

其实,所谓神性一点也不神秘,它就是生命,以及你对这个生命的全然经验,没有夹杂头脑的全然的"在场"。头脑是不可能了解神性的,因为它永远都不"在场",它不是一个过去时,就是一个将来时,而"临在"是你的心全然的拥抱生命时的现在进行时,对神性地瞥见只可能发生在当下。当头脑缺席的时候,你的存在就到场了,就能够超越由头脑而创造出来的小我意识而进入更高层次的超意识当中,并与之发生联系。其实,神性的另一个代名词就是宇宙超意识。当我们唤请临在时,就是在唤请神性,主动地将你的小我意识融入进宇宙大我意识中。在那里,过去未来被超越了,是非评断被超越了,好坏对错被超越了,二元对立被超越了,那个纯粹的"在"里,只有爱,只有合一!

观照觉察

通往真理的路有无数条,但古往今来有许多大师的核心理念就是静心与觉察,其中最核心的技术就是觉察,即佛学中所说的"观照"。

这个"观"不同于一般的"观",它不是看热闹,也不是一边看一边评头品足,在英文中,有人把它译作 Witnessing,有"目击、目睹"的意思,在我看来,它还不够深入和准确。这个观照应该有两个含义,一个比较显性,另一层则比较隐蔽。显性的意思就是观看,像一个旁观者一样地看,不加任何评判地看,它是内观,不看别人,不看外面,而是看向自己的内在;隐性的含义是,你其实是带着一份爱意在看,就像大人看着自己孩子的各种小把戏一样地看。

先从观察你的动作及身体的觉受开始,从一些显而易见的比较粗重的感受开始观,比如说,这一刻我的腿上觉得热,下一刻那里有点痒,慢慢地你会对自己身体的觉受越来越敏感。在另一个层次上,你可以觉察自己的情绪,愤怒、悲伤、失望、兴奋、得意,等等,之后,就可以观察自己的起心动念了,看着一个个的念头不断地升起又消失,就像天空中的云彩,不要试图去抓住任何思想念头,也不要过度地认同那些思想念头,你只是保持纯然的观看而已。而这个观看本身就是觉察,就如葛吉夫所说过的"记住自己"。

一开始,这种观看只是片刻的,一天当中可能会有一两个片刻你是警觉的,是可以"记住自己",当你发现自己又陷入自我遗忘时,不要生气,只要回来,回到那个观照上来就好了。慢慢地,你会发现,那个观照开始变得越来越长了,由原来的一秒钟变成了两秒三秒甚至十秒,如此,你已经取得了巨大的进步。在那份观照当中,你已经开始经验到一些不同的品质了,我喜欢叫它神性,是的,当一个观照升起时,一切的无意识都变成了觉知,而觉知就是当下,它既不属于过去,也不属于未来,它属于当下这个片刻,而神性只出现在觉知的当下。

带着这份觉知的观照,你走路时,会很惊讶地发现,你就是神性,风吹过你的身体,而身体仿佛不存在一样,或者说,你就成了那阵风,成了一个纯然的走路者,那个感觉是如此的新鲜有趣,但却如此简单;带着觉知的观照,吃饭时,会细嚼慢咽,感觉食物在你嘴里的滋味,感觉食物通过你的食道进入身体的感觉,你的脑子不再胡思乱想,只是纯然地和那个吃饭在一起,你会发现任何的食物都成了美味;你甚至带着这个觉知的观照去上厕所,不要错过它,不要拿本杂志或者报纸乱翻,你就是去感觉身体放下那些不需要的东西的过程,每一样都充满神性。

当你把这份觉知的观照带入日常生活中时,生活和工作中的一切都变成了静心,静心不是只有静静地坐在禅堂里才发生的。静心可以发生在每一个片刻。

在觉知的天空下

对假相的自我执着，也就是佛学中所说的"我执"，它是所有内在问题与痛苦的起因。如何对治自我、放下我执，也成为所有修行体系中的核心议题。但是，如何放下？不是去评判，去压抑，觉知几乎成为最关键的道路之一，看到就是自由。而当我们越来越多的发展我们的意识，也就是我们的觉知，就会逐渐发现，觉知就像天空一样，它是一个永恒的背景，而念头思想与情绪、言行的浮云来来去去，变化无定，只有觉知是永恒的。

根据我自己的觉察经验，我画出了下列的图表，发现只要我们时时忆起那个作为最广阔背景的觉知的天空，自我很容易就在它的映照下坍塌。

这个图分成上下两个部分。上半部分显示的是我们的思想言行以及内在故事(一个混合了思想信念与情绪、合理化解释等多方面的内在活动的集合体)是如何透过自我这片滤镜而折射出的世界。在这个部分，觉知的意识是缺席的，而透过自我这块扭曲的镜片所看到的世界自然也是扭曲的和二元对立的，自我在这里不是忙着在人前表演，就是不断地在内在制造痛苦。

在下半部分，自我的滤镜依然在，只是，意识之光进入了，它就是觉知。当觉知在那里"看"时，自我的表演就部分或全部中止。它类似于当警察在看着的时候，小偷就不再下手了。当觉知在的时候，中间没有了自我这个有色滤镜的作用，我们所看到的世界就显得更加的客观真实，也更能够如实地接受当下的实相。

觉知地培养也可以分为几个阶段，刚开始的时候，是所有的念头、故事以及言行都已经发生了好长的一段时间，我们的觉知才突然醒过来。慢慢地，觉知被唤醒的时间越来越短，短到在我们一边在想着、做着或说着时，就有觉知一直在那里看着。之后，我们的念头还没有起来，觉知已经先它而在了。这样的话，自我要存活的可能性已经变得越来越小了。

而对自我的觉察，不仅仅要觉察到它已经外化的语言及行为，更应该留意它的动机。自我的动机其实很简单，要么就是想显示"我比你强"，要么就是在说"我不如你"，但"我不如你"有时候也会变成一个伺机报复的暂时性策略，只要一有机会，它就会再次的跳出来说"我比你强"或者说"我终于逮住你了"。

不要去评判你的自我，最好是带着一份对它的了悟，有对自我本性的了悟，你对它的观察就会变得甚至是带着几分慈悲与爱。有了这份慈悲与爱，你的自我也会随之化掉。

也许你们都听过这个故事，我还是不妨借用一下。有一个小偷听说龙树菩萨非常厉害，很多人都在他的教导下开悟了。有一天他也来到了龙树菩萨面前，对菩萨说："我听说您很是出名，请你也收我为徒，但是，我有一个前提，就是千万别想叫我不再偷窃了，因为我试过太多次，我做不到。"龙树菩萨说，好，我收下你，我也不要求你不去偷窃。我只提一个要求，就是你在偷窃的时候，带着觉知，去看你自己如何偷东西的，好吗？小偷说，好，这个容易。两个星期以后，小偷回到龙树菩萨这里,他对龙树菩萨说,奇怪,我发现,当我带着觉察的时候,我根本做不到,我不可能再去偷东西了。有一次,我甚至闯进了皇宫,可是,当我看着那些珠宝的时候,它们突然变得毫无吸引力,我觉得它们只不过是一堆石头而已。可是,当我的觉知不在的时候,我的贪婪又来了,但当我的觉知一回来,它们就又变成了一堆烂石头。这个小偷据说后来成为龙树菩萨的很重要的一个弟子,取得了不小的成就。

在觉知的天空下,你的自我就失效了。而觉知并不是一个在你外面的东西,它跟存在一样古老,是你的本质。但是,我们常常过于认同我们的自我,以及思想情绪,而淡忘了我们的觉知。有趣的是,在这个变化无常的世界中,觉知却是极为少数的恒常不变的东西之一。而发展你的觉知,你并不需要特意地去做什么,你所需要做的,就只是,忆起它。就像在乌云密布的时候,你无须痛苦抱怨,所需要的,就只是忆起蓝天。

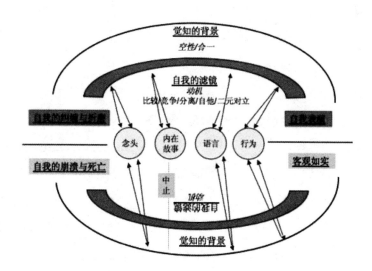

感恩的力量

感恩是爱的一种呈现方式，爱不可以被练习，而感恩却是可以被练习出来的，感恩是一种有为法。

五千多年前，在印度有一位著名的圣者，他的门徒问他，在铁器时代，人类最大的罪是什么？这位圣者反问学生，你们说呢？有人说是谋杀，有人说是抢劫，有人说是说谎，等等，不一而足。而这位圣者说，都不是。他说，那个时候人类最大的罪是"不感恩"，认为一切都是理所当然的。父母对孩子的爱与付出，孩子认为理所当然，人们为自己的服务与付出，自己认为理所应当，地球母亲为我们所做的一切，我们也都认为是理所当然，这才是人类最大的罪。

有人说，感恩是当今时代最重要的"药"，它是解救人类心灵最关键的因素。

另一方面，从脉轮能量的角度来看，感恩是让我们得以打开顶轮的重要因素。顶轮是人类向宇宙开启的天窗，是人类灵性觉醒的必经之路，而最灵性的存在莫过于让你的整个存在都变成对宇宙的感恩。如果我们相信，是我们的内在世界创造出我们外在实相的话，那么，一颗对万事万物感恩的心，才可以得到来自整个宇宙的祝福。所以，要提升我们的灵性，最简单直接的方法就是学会感恩。

一位日本的科学家写过一本书——《水知道答案》，如果你看过，或者哪怕听说过，水会因为不同性质的词语而形成不同的结晶。正面积极的话语会让水形成美丽的结晶，而愤怒污辱性的话语则会让水无法形成结晶，或者产生丑陋破碎的形状。其中的道理一定会让你明白，一颗充满欣赏与感恩的心是足以改变世界的，能让世界产生喜悦的能量振动。

负面的思想一定会吸引负面的事物，而正向的思想总是吸引正向的能量。当我们以感恩的心来对待世界与周围的人时，我们收获的就会是生命的奇迹。

从现在开始，学会感恩吧。感激你的亲人、爱人，朋友；感激花朵，感激蓝天，感激一切！

如果我们心中没有爱，是无法感恩的。而爱是一种品质和状态，是无法被练习的，你爱了就是爱了，不爱就是不爱，无法模仿和假装，爱是一种无为的状态，虽然现代人把两人间亲密的性行为称为"做爱"，但事实是，爱是不可能做出来的。但是，感恩却有所不同，感恩是爱的一种呈现方式，爱不可被练习，而感恩却是可以被练习出来的，它是一种有为法。一开始，我们也许会觉得比较生硬，可是习练多了，我们内在的心理机制就会发生改变，天长日久，积极正向的能量开始替代消极负面的能量，我们内在的爱就会渐渐增长。所以，爱与感恩，如同一体两面，两者缺一不可。

其实，除了感恩之外，还有忏悔与宽恕，对那些我们曾经伤害过的人与事，要真心的忏悔，对于那些曾经伤害过我们的人，也要在内心接纳与宽恕。源淼老师说得很好，真爱是不需要宽恕的，因为宽恕还有一个前提就是：你做错了。在真爱里面，是没有对与错的。当然，如果我们还没有找到内在的真爱,宽恕也是一种为了到达爱的有为法。

有朋友在问我要如何感恩,我说很简单,将感恩的心融化在每一天的每一件小事中,它们就像静心一样,随时可以做。有时候,我会让自己做这样的静心,花一两分钟时间,闭上眼睛,在心里默默地感恩我想感恩的。

比如,当我喝水时,我会在心里对水说谢谢你!当我吃饭的时候,我会对我的食物说谢谢。我会对每一个给我服务的人说谢谢,我会对我的植物说谢谢:谢谢你们长得这么漂亮,谢谢你们给我绿色!我会对我的同事说,谢谢他们和我一起工作,我会在心里对存在说谢谢,谢谢每一天身边所发生的一切事情,无论好坏……

下面的这个练习,可以大大提升我们内在真爱的品质。如果你能坚持每天做这个练习10分钟,就可能保持自己的能量不退转,而如果你能够每天坚持20分钟,则可以迅速地做出内在转化,你可以是早晨起来做,也可以是晚上睡觉前做。

练习共分5个步骤:

静心,回到自己的中心,唤请你内心神性的临在。如果你有任何的宗教信仰,你可以唤请这个宗教的上师,如佛陀、上帝等,如果你没有任何的宗教信仰,你也可以只是纯粹地观想光,观想光照耀在你的头顶及全身。

检视一天或者头一天之内发生的一切人与事,对于那些自己有意无意间对他们所造成伤害的,都在心里一一观想,做出忏悔,并请求他们的原谅。如果这一天之内没有这样的伤害发生,那就可以观想生命中以前的伤害经历,一一忏悔。

检视一天或者头一天之内所发生的一切人与事,对于那些有意无意间伤害过你的人，都在内心一一观想，并设身处地为对方想，是他们内在的苦造成了他们对他人的伤害，并在内心真诚地对对方说，"我理解你，我原谅你。"如果这一天之内没有发生过这样被伤害的事件，那就观想你过往的生命中所发生过的类似事件。

检视一天或者头一天之内所发生的人与事，对于那些对自己有过帮助的人和事物，在内心一一表示你的感激。如果这一天你没有遇见过任何的帮助，也可以对你所吃的食物，所喝的水，对大地、天空和空气等表达你的感激。

再次唤请你内心神性的临在，或者观想光，让光充满你的全身，净化并提升你的意识。

这个练习需要天天做，至少坚持 40 天，最好是 120 天。40 天之后，你会发现，你也许真的学会感恩了。慢慢地，感恩就会变成你生命中新的习惯。

你是你自己的老师

有些老师会教你一些方法，他们就是那个"指月亮的手指"；有些老师则什么也没有传授，他们只是做了自己的一面镜子，你从与他们的关系中照见你自己的影子，并认出那些自我的假相与投射。

修行的道路上，我们需要老师吗？这其实也是一个二律悖反的题目。佛陀说："你是你自己的老师。"这句话是对的，但是，它有一个前提是：你愿意听从你的心，而不是头脑，那么，你就是你自己最好的老师。但是，当你完全听不到自己内在的声音，或者即使偶尔灵光乍现，你听到了，可却否认它，认为那是你的幻觉……当你内在还不清明的时候，你又如何能做自己的老师呢？

从小到大，我们需要老师教会我们基本的知识，如何认字，如何拼写，算术、语文、物理、化学……一路到大学，基本上就靠自学了。修行的路其实也一样，刚开始的时候，需要有人领我们进门，而且，还需要有不同的老师在不同的阶段进行提携和指点，直到我们有能力自学。但是，修行与我们从前的学习正好是一条反向的道路，社会化的学习过程是拼命给我们的头脑里塞东西，让我们拥有很多的"知识"，但知识是死的，是二手的经验，当你脑子里塞满了这些东西以后，你可能会变成一个"知识分子"，但你却无法真正地经验一朵玫瑰花，你所有的，只是满脑子关于玫瑰花的知识和概念。修行的道路是一条和社会化学习完全相反的道路,它不是一条塞满知识的道路,而是一条经验之路,经验是第一手的,完全个人化,所以,也是无法被传达的,无法被头脑所真正了解。正因为如此,修行的道路就是一条不断地删除掉你的知识、清空你头脑的道路。

有朋友跟我说,有一群品质很好的朋友会经常在一起讨论灵性成长的话题。我并不认识这些朋友,也绝无贬低任何人的意思,但是,我担心我的这位朋友太沉醉于所谓的"高品质"。其实,真理不是用来谈论的。这里面有两层含义:第一,因为只要你一开口,你可能就错了。无论是你自己的还是别人的经验,语言文字如何传达得了呢?如果你渴望从与别人的谈论中找到真理,那是绝无可能的。谈论只会让你更多地陷入头脑的泥潭中;第二,语言文字是有自我催眠作用的,你一言我一语,似乎显得辨证也很有逻辑,而自我就藏在背后得意地笑,"瞧!我多聪明,我多有智慧!"不要谈论,但可以去分享。如果自己的一些经验曾经是有帮助的,那就去分享给更多的人。不要去谈论,因为没什么可以谈论的。

你的老师也绝对不可能来跟你谈论真理,只有大学的哲学老师才会那样做,但他们不是遇到过真理的人。我很幸运,我遇到过一些师父,他们都在不同的时期帮助过我,让我度过一段又一段灵性成长的关口,有些师父我已经离开了,有些我们还保持着联系。有些老师会教你一些方法,他们就是那个"指月亮的手指";有些老师则什么也没有教你,他们只是做了自己的一面镜子,你从与他们的关系中照见你自己的影子,并认出那些自我的假相与投射;有些师父则未曾谋面,但是,他们的话语却是指引自己前进的明灯;有些师父,他的存在本身就是真理,和他们在一起,不需要言语,只是去感觉他们的存在就是一种无上的幸福……但最终,当你和你内在的真我相连结,你听到你内在的声音,就会成为你自己的老师。因为你再也不会背叛你自己的心了(记住:你的心从来不曾背叛你),你变得清明,完全知道前进的方向,于是,你了无恐惧。

不要陷在自我的恐惧里,而以"我没有找到好的老师"做借口,从而推迟你向内看的决心;更不要以你是多么的"高品质"来做证明,错过你可能遇到真正的老师,要小心你的自我,它仍旧强大。如果你能记住一点,诚实地面对自己,不断地向内看,总有一天,你会遇到你心爱的老师。因为,存在是如此的善解人意,它会给你安排好一切,其实,就在你来到这个世界之前,存在就已经给你安排好一切了。这至少是我自己的经验。当然,有一天,你会成为你自己的老师,到那时你会发现,整个存在都是你的老师,你从来都不曾孤单。

第五部分
你就是庆典——生命的奇迹

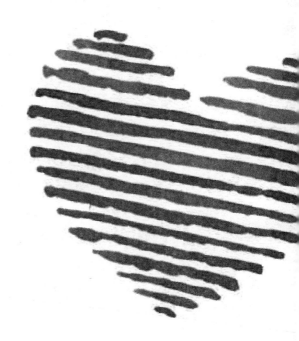

[导读]

当你真正地经验了宇宙无条件的爱,无条件的信任就会发生。你会知道,你从那个本源而来,也会回归到那个本源。在那里,死亡被超越了,你会觉察到最深层的放松与安全,没有恐惧,只有爱,只有喜乐,只有宁静。

不断地对内在进行探索,你就会越来越接近真实本质,而那个本质就是爱,就是光,就是喜乐,就是祝福!你会惊喜地发现,你就是你一直在寻找的那一个!生命从此不再有烦恼,它会变成一个庆典,每一个当下都会充满祝福。

这就是生命中最伟大的奇迹:当你完全臣服于生命,臣服于存在,停止所有追寻的努力时,恩典就会降临。你会发现生命只是一个流动,它流经你,流经树木山川,流经每一处,你与其他生物的不同只是外形而已。

在那个当下,合一发生了,你会发现,你其实就是神性,你创造了你自己的实相,同样也可以创造你的未来。而这个发生,是实在的,是落实的,是完全确信的。它是对存在的信任以及对自己的信任,你会知道,信任本身,也是生命本质的一部分。

本章着重讲对生命本质的发现,如何臣服,如何全然地放下,如何在生命中做你自己、成为你自己,并且如何将灵性的成长落实在日常的生活中。

对生命说"是"

很多时候，不接受也许会变成一个门，通过这个不接受，你能够看清社会、教化等加诸在你身上的那些不自然的东西，那些谎言，唯有如此，你才有可能赤裸裸地来到存在的面前，你变得全然地臣服，你对整个的存在说"是"。

最近跟一个好友聊天，他告诉我有关他朋友的悲惨遭遇：这是一对夫妻，男的 40 岁，女的 38 岁，结婚多年都未能生育，而这已然成为两人的心病。前些时候，突然发现女人怀孕了，但是，到医院检查，医生却说，因为夫妻俩身体都不好(可能是有些病)，再加上高龄，生出来的孩子很可能会有问题。但是，对于这一对盼孩子盼得如此辛苦的夫妻来说，他们执意要这个孩子。不幸的是，孩子在怀到七个月大的时候，医生检查发现，这个孩子有严重的下颚裂，那将意味着孩子很可能无法说话。妻子动摇了，她不想要这个孩子，可是，丈夫坚持留下他。孩子出生后，比他们预知的情况更糟的是，这个孩子不仅不能说话，他的耳朵也有问题，而且还有先天性心脏病，虽然这个孩子能活下去，可这意味着夫妻俩的下半辈子都永无安宁……

好友说他想了很久都想不通，为什么七个月大的时候不拿掉孩子，他为他们生气。他坚持要我给他一个合理的解释，问我是如何看待这件事情的。我说，我没看法。他们可以选择拿掉或者不拿掉这个孩子。问题在于，假如他们能够做到拿掉这个孩子而不背负谋杀的内疚，他们当然完全可以这样做，但根据我的了解，这是不可能的。

好友坚持问，那他们造成今天这样的后果，是不是说明他们有问题。我说，我无法下一个结论。假如说非要说点什么的话，这个问题或者愚昧是属于大多数生活在这个世界上的人的，那就是：你的生命为什么总是要加上一点才会变得圆满?! 这个加上去的东西可能是一个孩子，可能是一套新房子，一部新车，一个新的恋人，一段婚姻，或者是你生命本质以外的任何东西。

还有就是希望，你总是希望明天希望未来会更好，你带着如此的希望生活，是那个希望让你无法活在当下。如果带着觉知，就不会去希望明天，希望未来的结果。既然每天都有人会生病会残疾，为什么那个概率就不会发生在你的孩子身上？既然每天都有人会死亡，会发生意外，为什么下一个就不会是你？假如你是带着觉知去做这个选择，面对任何的结果你都不会有意外，那就不会有悲惨。你的悲惨来自于自欺欺人，来自于假装坏事或死亡不会发生的无知。像鸵鸟一样把你的脑袋埋在沙堆里，而危险如果真的来袭，你就把自己变成一个受害者。其实，是你的不觉知造成了你受到伤害，其实你是整个悲剧的制造者，没有别人。如果你是带着觉知去生活，你就能承受任何的结果，会为你的选择负完全的责任。我并不认识那对夫妻，我也绝对不是在指责他们，他们的困境其实也正是大多数人的困境，只不过是它们有着不同的表现形式而已，但是，假如他们是我的朋友，我甚至不会同情他们，因为同情就是认同他们的不觉知，就是再度将他们变成一个受害者。

"那怎么办?"好友问。"接受。"除了接受，你还能做些别的什么吗?

我们所有的苦难都来自于我们不接受，我们一直在对生命说"不"，对存在说"不"。我们从来不接受生命"本来如此"的事实，我们总想变得更好一点，更幸福一点，更成功一点。好友说，跟他们比起来，觉得自己是幸福的，因为他有一个健康美丽的女儿。我问，是吗？真的如此吗？你的女儿现在四岁半，她不久就要上学了，如果她成绩不好，你还会觉得一切都没问题吗？等她到了青春期，她很可能爱上一个坏男孩，那时候，你还会觉得没问题吗？你的期望会层层加码，你永远不会满足于当下。我们从来不接受生命本来的样子，在存在面前，我们是如此的贪得无厌，我们从不说"是"。

以前做记者的时候，我曾经有一段时间用一个笔名：是是。那时候取这个名字是一个反讽，因为我很长时间里都是一个叛逆的人，我叛逆一切的权威、次序和规条，在我的内心有一个很强大的声音在喊着"不！"，但是，我用了两个"是"来表达我的愤怒，表达我的不接受。你不接受的时候，是愤怒的，你总是感到不公平，处处看到不公平，看到不完美。你会变得很敏感，也很有"正义"感，你总想打抱不平。在我曾经的媒体同行中，有很多人都是"不接受"的人，应该说他们是可爱的一群人，这个社会也需要一些说不的声音才能让人变得警觉，只是，一味地不接受会让我们错失真理。这个世界上仍然有很多的人卡在"不接受"里，他们的生命同样也被卡住了。不接受不是最后的出路，不接受让你得癌症，而接受却把你带向真理。

很多时候，不接受也许会变成一个门，通过这个不接受，你能够看清社会、教化等加诸在你身上的那些不自然的东西，那些谎言，唯有如此，才有可能赤裸裸地来到存在的面前，你变得全然地臣服，对整个的存在说"是"，没有抗争，没有叛逆，你只是全然地接受。当你用自己的整个生命拥抱存在的"是"的时候,会发现,要下一个结论或判断是困难的。好的,坏的,对的,错的,那是分裂的头脑在玩的把戏,它总是在寻找一个合理的解释或答案,否则,它就不满足。可是,存在本身就是那个"是",它是一个整体,你无法给它一个结论或判断。而对于那些"悲惨"的人们来说,"悲惨"本身就是一道门,如果你学着接受,你完全可以从那个悲惨当中跨过去,去迈向平安。

接受与臣服

你从那个本源而来，而你也会回归那个本源，在那里，死亡被超越了你会觉知最深层的放松与安全，没有恐惧，只有爱，只有喜乐，只有宁静。这个时候，除了臣服，还能有别的什么吗？

有人问我接受与臣服有什么不同。在我看来，两者非常接近，但仍然有着一些不同。

接受与臣服都是阴性的，是包容，敞开，放下，是女性的智慧。但是，两者在程度上，或说级别上有所不同。臣服是接受的更高级。你可以是很有接受性的，但你未必臣服，如果你是完全臣服的，你一定是有接受性的。一个非常具有接受性的人，可能是一个"无我"的人，但他更有可能是"有我"的。一个人很有接受性，那至少说明还要有一个人在那里接受，主客体的二元对立并没有消失。而且，有些人甚至可以表演他的接受性，可以表演他的慈悲。

但臣服却不同，臣服不可能被表演，臣服就是将那个"我"完全地交托出去，自我必须消失，臣服才有可能发生。这个臣服必须是完全的信任，百分百的交托。那是一份完全无条件的信任，是一份不给自己留任何后路的交托。最终的臣服会发生在你和存在之间，外在的物质要被超越，内在的追求也要被超越，上师和本尊都要被超越，那最细微而狡猾的自我也将被超越。这个时候的自我,常常表现为个人独特的努力,有些人会开始执着于自己所创造或坚持的方法,这也就是佛学里所说的"法执",很多人走到几乎是最后一步,却被卡住了。

对方法的执着仍来自于恐惧,小我存在的根本前提就是要不断地制造出恐惧。当你真正地经验了宇宙无条件的爱,无条件的信任就会发生。你会知道,你从那个本源而来,而你也会回归那个本源。在那里,死亡被超越了,你会觉知最深层的放松与安全,没有恐惧,只有爱,只有喜乐,只有宁静。这个时候,除了臣服,还能有别的什么呢?不会再有一个做者(Doer)了,也不再有一个接受者。你变得完全中空,任凭存在之流流经你,变得能够听懂存在的语言和它要传达的讯息。工作,是因为存在的安排和需要。你无可选择,也不再选择,从而随波逐流。当然,它是另一个层次的随波逐流:全然的,信任的,有着无比安全感的,不再担心前面会不会到达某个目标,就像河流不会担心它到不到达海洋一样,它相信,只要听从存在的安排,就一定会抵达海洋……而这样的交托与臣服,真的会让每一个片刻都变成享受,一路风光一路欢唱。真的不必再担心,叹一口长气,心落到肚子里。

我有多快乐

这份对自己的本质的体认所带来的巨大满足感与确定性，是曾经如大家一样不断"追求"的我所未曾预知的，也不可能了解，哪怕这种体认只是发生在某些瞬间。

有一位学员上完我们中心主办的课程以后，纠缠她多时的焦虑不见了，而以宁静代之，她说："脑子经常一片空白"，为此，她有了新的焦虑。我说，"无念"是我们在修行时很重要的境界，应该为此高兴。她担心，从前的嬉笑怒骂回不来了，"我只想回到生病之前，不想变得像你这样平静，其实很不快乐……"

她是个率真的人，否则，她不会这么说。可是，我不快乐吗?子非鱼焉知鱼之乐乎?

事实是，我快乐而且充实。但是，这种快乐不是常人想象的那种快乐，也不是我曾经以为的那种快乐。但是，我理解她的想法，因为，在一个"正常人"看来，我似乎不具备任何值得快乐的资源:没有房子，没有车，没有男朋友，没有一切这个社会教导我们要追求的东西。可是，我是快乐的，而且，如果你要用任何一样以上所说的东西来跟我换，我都不换。我理解这位朋友所说的那句话的意思也包括另外一个层面，即，对于绝大多数的人来说，人们已经对于自己充满痛苦与烦恼的人生习以为常了。有许多人甚至认为,人生若是没有了这些痛苦,就缺少了很多的滋味,艺术家们甚至认为,他们再也不可能找到灵感了。

这是典型的小我意识状态。因为,小我无法忍受内心的平静。如果内心真的平静了,小我就不再可能存在,小我必须通过冲突而活下去,它无法想象活在一种没有冲突的状态下是什么样的。也许,对于它来说,是无聊并且可怕的。

于我而言,成长的结果就是,一次次地看清楚小我的把戏,一次次直面内心的冲突,并将它转化。当内在的冲突都能够越来越快速地被转化的时候,我们并不需要外在来使自己变得快乐,而是,我们可以随时随地处在快乐而自足的状态中。我没有像人们想象的那般快乐,我越来越宁静……我的快乐来自于那份宁静的喜乐感,对生命的了悟,对死亡没有恐惧,对未来没有担忧;我的快乐来自于与存在的连结感和深刻的安全感;我的快乐来自于很多的片刻,那些普普通通的片刻,因为我自己的"在"而变得充满神性;我的快乐来自于我的觉察,以及对灵性成长永不停歇的求索;我的快乐来自于我完完全全的接纳我自己,不管别人说些什么,只是安住在我的中心,我是我生命的主人;我快乐,因为我是一个自由的灵魂,可以自由地去想,去爱,不再投射,不再期待别人的爱与认同;我快乐,因为我了解我的核心就是光,我就是爱,就是自由,我就是那个创造自己生命实相的创造者……这份对自己的本质的体认所带来的巨大满足感与确定性,是曾经如大家一样不断"追求"的我所未曾预知的,也不可能了解的,哪怕这种体认只是发生在某些瞬间。

我是快乐的,我本没有必要告诉任何人我有多快乐,可是,正因为很多人不知道前面会遇到什么,你们担心失去,你们裹足不前。我想告诉你们的是，大胆地往前走吧，不要担心你们手里抓着的那些石头，你们自然会丢掉，因为，等在前面的是闪闪发光的钻石。

实际上，你们也回不去了，灵性的追求，一旦发芽，就注定了要向上生长，无论雨雪风霜。而某些时刻，你会突然会瞥见神性，你可能会经历空，三摩地，你也可能突然有一个片刻的开悟，那是比任何东西都能让你上瘾。只要一瞥，其中的狂喜与宁静，就足以让你不停地去探索，那是宇宙在你身上预设的高潮。这是一个向内探索的旅程，不同于你一直以来向外求索的"快乐"，那些短暂的，虚幻的，掏空你的，只是一个烟花。而这个内在的快乐来得坚实、平稳、越来越深刻、越来越长久，它的芬芳就不只是让你越来越陶醉，也能让周围的人感觉到它，只要你有一点点的敏感，你就能知道它与众不同的品质。

懒着,忙着,热爱着

还有三天就要去印度了。签证早已经拿到,开始做准备。昨天去书店买了本孤独星球的《印度》一书,好厚的一大本。去不同的地方旅行,然后写下关于当地的吃穿住行,把别人的生活当风景看,顺便还能赚一些钱,这样的工作也算是天底下最好的工作之一了吧。

我理想中的另一种工作就是当灵性导师。一年当中拿出三分之一左右的时间来工作,三分之一左右的时间旅行或学习,三分之一的时间用来无所事事。如果有一个心爱的人和你一起,那就跟心爱的人一起旅行或一起无所事事……

我一直是个懒散的人。如果有任何方法能够让我偷懒,我都会乐于此道。那天 F 跟我说起她关心的朋友,批评她有点太懒散,不勤奋。我反问她:为什么要勤奋?勤奋是为了什么?为了赚更多的钱?为了更大的成就感?还是为了别的什么?F 不知道该说些什么。

有时候,连我们自己都不清楚,如此坚守的信念是怎么来的。"人一定要勤奋",这其实是又一个巨大的超我在脑子里喋喋不休,它可能来自于我们的父母、老师或先辈。在我看来,它是完全没有道理的。既然每个人最后都要走向坟墓,你勤奋地走和我懒散地走又有什么区别吗?而且,很可能我懒散地走着却享受了一路的好风景,而你呢?光忙着赶路,除了可能得到带不走的金钱或名声之外,什么也没体验过。自然地活着,不要太勤奋也不要太努力了,享受生命,享受微风,享受小鸟的歌唱,享受花朵的芳香,享受真爱,如果还没来得及对你爱的人说"我爱你",那就赶紧告诉他/她吧(只有这一点应该勤快一些)……真理不可能在你头脑掌控时时造访你,它只会在你全然地敞开心念时降临,而享受生命,享受存在就是享受神性。

哪儿也不用去

人类的天性就是爱玩藏猫猫寻宝的游戏，这只要看看我们的孩子们就知道，明明知道那最后的结果，却仍然不断地重复那些幼稚而简单的游戏，一遍遍地乐此不疲。

刚参加完一个《爱与真理的觉醒》的课程。你要问我从他们那里我学到了什么，我可以说我什么也没学到，但是，我也学到了很多。对于我来说，最伟大的教导就是：我哪儿也不去，我就是那个我要寻找的，它完完全全的在我里面，在我的内在早已有了一切的答案。其实，教导也不是来自于某个老师，它是一个发现，一个认出。他只是为我们创造了一个氛围，在那个氛围里，真理比较容易被看到。

当我们看破了物质世界的虚妄以后，就转而有灵性及精神的追求，但是，我们却容易陷入另外一个圈套，那就是，我要开悟，我要证悟实相。还是那个要"成为"什么的努力，只是这一次，不是要成为那个更有钱、更有名或更成功的指代，不满意的仍然是自己的现状，你仍然急于改变与修正。其实，没有什么是需要改变的，因为你的本质就是爱，就是光明，就是开悟！而这个存在从来就没有抛弃过你，嫌弃过你，它从来都是如此地爱着你。无论你是什么，因为你的本质就是那个永恒不变的神性。

忘掉我前面的那些话吧。因为,你对自己一定还有诸多的不接受,诸多的不满意,你认为自己还有很多瑕疵,无论它是物质上的还是灵性上的。你一定会继续追求。你可以继续追求和找寻。但是,记住,要像剥一颗洋葱一样地去看自己,往自己的内在看,带着爱与觉察地去看,无须掩饰,无须伪装,没有批判,没有论断,只是纯然地观看。迟早有一天你会发现,在那个核心中,除了爱与觉知,什么也没有。

这也是这个游戏之所以好玩的原因,我想,这个世界上不会有比这更好玩的游戏了。我们经过千难万险,生生世世,不断地去寻找宝藏,最后却发现宝藏不在任何的地方,它就在自己的心中,而那个宝藏是一个空空的被叫作爱也好,觉知也好,或者任何的一个"不存在"或非空非有的"存在"。但是,人类的天性就是爱玩藏猫猫寻宝的游戏,只要看看我们的孩子们就知道,明明知道最后的结果,仍然不断地要重复那些幼稚而简单的游戏,一遍一遍乐此不疲。就像现在的我们,即使有那么多人告诉过我们,最终是一个不存在,我们还是会忍不住地要一步步地玩下去。所以,不用担心,每一个人都会不停地寻找下去的,直到最后那一刻,你用你自己的亲身体验经验到真理时,一切就都结束了。因此,也可以不要相信我所说的,自己去玩吧!

成为自己

　　大自然的美丽与奥妙就在于，每一种生物都是如此的不同，如此的丰富多彩，它们没有要变成别的什么的企图，它们只是安享上天的赐予，安享自己的与众不同。

　　成道是什么？有许多解释，其中的一个解释是：成为你自己。

　　我们一直被教导要"成为"什么样的人，因此，在我们的脑子里，有很多关于我们要"成为"的那个人的理想状态：我应该更成功、更优秀、更漂亮、更随和、更宽容、更善良；它的反面则意味着：我不够成功，不够优秀，不够漂亮，不够宽容……造成我们痛苦的根源从来不在于事实本身，而来自于我们对事实的否定，来自于我们对事实的"诠释"。我们的痛苦就是理想的"应该"与现实真相之间的不匹配。而每一个理想与现实之间的"差距"都形成我们内心一个深深的黑洞。

　　曾经有一段时间，我把变得"更宽容更随和"当作自己心灵成长的目标之一，可是，我发现，无论怎样努力，我还是常常被认为是骄傲和不易接近的。这的确让我很伤脑筋，我的简单直率常常成了不宽容不随和的佐证。我对生命"真实性"的注意力和兴趣远远大于我对人际关系的注意力和兴趣。在一个人际关系效益如此强大及重要的国家里，这实在是一块巨大的短板。最终，我发现，我成为不了别人眼中的自己,我只能做我自己。

除了做我自己,我还能做谁呢? 如果一朵玫瑰执着地认为自己"应该"成为一朵百合,问题就来了:我为什么是一朵红色的玫瑰,为什么不能变成一朵白色的百合,可是,无论玫瑰怎么努力,它只是一朵玫瑰,永远也不可能成为一朵百合。其实,大自然的美丽与奥妙就在于,每一种生物都是如此的不同和丰富多彩,它们没有要变成别的生物的企图,只是安享上天的赐予,安享自己的与众不同。佛陀是慈悲的,克里希那穆提是严肃的,而葛吉夫看上去敏感得近乎神经质……但是,这些都不妨碍他们成为那个最终的,充满爱与智慧的存在。

放下那个应该成为什么的想法,做回自己,接受自己"就是如此"的真相时,我们就解脱了。

扫雷与成道

"你只管清扫你的房间，最终的那个发生只是一个恩赐"，我们只要在自己身上持续地下功夫，不断地清扫内心的障碍与垃圾，明心见性是自然而然地发生的，当然，你无法期待它，它是一个降临。

有喜欢玩扫雷游戏的人吗?我喜欢! 记得多年前刚工作时,曾经有很长一段, 我的业余时间都贡献给了这个看似简单却很不容易的电脑游戏,每天晚上被炸得"血肉模糊"地回宿舍睡觉,第二天再接着扫。

曾经最好的成绩大概是高级环节 129 秒,低级环节大概是 7 秒,中级环节不记得了。我对这个游戏乐此不疲,总想破纪录,可是,别说破纪录,玩过这个游戏的人就知道,在高级环节的游戏里,要想全开,混个"全尸"并不容易。之后,不记得从什么时候开始,就不玩了。

最近,我又开始玩了。成绩虽然大不如前,但是,我却把它当作一种静心。看着我自己玩。只要有一个观照在,就不容易上瘾。不像从前,要身心俱疲,眼睛干涩才肯放手,而现在随时可以放下;扫雷静心的意义还在于,因为投入于每一个片刻,认真地清扫、计算,因此,我享受每一个片刻,而对那个结果却不在意;渐渐地我发现,扫雷的过程和道特别的像:当你满怀着一个目标:我一定要全开和刷新纪录时,那个过程就成了一种折磨,充满了紧张和不安,你会为你的失败而耿耿于怀,为失误而抱怨，像多年前的我那样。甚至当有人在场时，我还要为自己的失败找一些借口，你那个想"成为"什么的努力会不停地折磨你，让你学会抱怨与自我欺骗；当你不再抱着一个目的，你只享受那个过程时，就开始接近当下的真理了。

有人说，道就是，"你只管清扫你的房间，最终的那个发生只是一个恩赐"，我们只要在自己身上持续地下功夫，不断地清扫内心的障碍与垃圾，明心见性就会自然而然地发生，当然，你无法期待它，它是一个降临。扫雷也一样，全开或者打破纪录完全是一个恩赐，是不可预期的，如果它发生了，那是一个惊喜，如果没有发生，那么就享受那个过程，包括成功也包括所有的失败。因为一路上都有风险，有时候你的经验可以帮助你，但仍然有很多的未知和不确定性，有时候需要大胆地去猜它是没有规律的。但是，你必须往前走，因为你如果选择永远地停在那里，那就什么也不会发生。你人生的记录就是从 0 到 0，完全无意义。你只有往前走，才有可能创造一些新的经验和不同。而生命的最大意义也在于此：经验不同的经验，并且，在经验当中不断地走向喜乐。

记得有位老师说过，很多人对成道都有一个错误的了解，其实只是一个认清了实相的人，他知道所有外在的性格特质都只是外衣，而内在并没有一个"我"的存在。在修为的过程中，我们要扫清的地雷就是我们内在的地雷，内在无数的贪、嗔、痴、慢、疑的地雷，带着警觉和觉知，认出它们，在它们还没有爆炸之前，就认出它们，小心地在那些地方插上小红旗。慢慢地，总有一刻，你会认出你那个小我的所有把戏，而你的真我就在你面前全然地打开了，一览无余，在那里什么也没有，连那些地雷也只是一个假相而已，而此时的你，就和神性进行了连结。

享受平凡

当所有不凡的追求，都变成了平凡的享受的时候，就如一条小河经过千难万苦，终于流入了大海，融入了，化了，而心，总算可以休息了。

我曾经是一个如此追求不凡的女子：要跟别人穿不一样品牌的衣服，疯狂地喜欢"例外"，不仅仅因为它独特的设计，也因为这个"例外"的名字，我希望我的生命就是一个不同于常人的"例外"；喜欢各种各样新鲜的体验；忍受不了生活的平庸，谁要是告诉我生活就是普通的"过日子"，我一定会在心里嗤之以鼻；我追求跟别人不一样的爱情，惊天动地荡气回肠，而完美的爱情再加上一个悲剧性的结局就是再完美不过的剧本；我不喜欢吃东西，我也讨厌那些吃得太多的人，我觉得这个世界恶俗不堪；多年以来，我不是在谈着恋爱就是在幻想着恋爱的路上，觉得只要有爱情就能当饭吃……总之，希望自己能够做个奇女子，也喜欢朋友们说我总是"不食人间烟火"。

随着对自己了解的深入，我才发现，追求独特的表象下面，有一份严重的缺失感。作为九型人格中的四号，这份缺失感仿佛与生俱来，具有天生的与本源分离的感觉，而追求独特其实只是她"求生存"的方式：我只有跟别人不一样，才能活下去。同时，这份分离感也使得精神的追求以及对"真实性"的探索比其他很多型号的人都来得更坚持和强烈。四号还有另一个面向：这个世界永远不够完美，而不够完美本身又创造出一种残缺的美，所以，一个四号是会审美，懂艺术的；生命变成了一个"得不到"的艺术，一旦得到一样东西就立即变得兴味索然，所以，快乐是愚蠢而肤浅的，淡淡的忧伤才是最美的。和大多数人一样，在一个没有成长的四号的潜意识里藏着一个深刻的"我不够好"，以及由此而投射出去的"你不够好"，所以，一个四号总是挑剔的、难伺候的。

可是，我的变化如此之巨：我变得如此快乐，当然这份快乐是深刻的。我越来越享受平平淡淡的生活，享受我的食物与茶，享受普通而平凡的片刻，享受那些稀松平常的日子和一些细琐而温柔的谈话。不再活在对完美爱情的幻想当中，却享受一个温存的拥抱和对未来日子的全然地敞开。

当你觉得自己已经足够好的时候，这个世界其实也就变得足够好了。当所有不凡的追求，都变成了平凡的享受时，就如一条小河经过千难万苦，终于流入了大海，融入了，化了，而心，总算可以休息了……

无为与心想事成

　　无为是一种完全的信任,对自己的信任,更是对存在的信任。当你不断地探索到内在的时候,你会发现你就是生而圆满的,你会发现整个宇宙都是以爱在支持着你、眷顾着你、成就着你,仿佛一个多年在外的游子终于回到了家,你再也不需要去打拼,长长地叹一口气,完全地松下来。

　　国人很喜欢说"无为",但是,当你没有经验那个内在安全的放松、完全的不努力不造作之前,无为对于你来说,就只是两个字而已,最多,就是加上了一点你的头脑对它的一点想象。

　　无为,在我看来是一种经验,而且它指的是一种内在的经验,它与外在无关。当我们望文生义地从外在去理解它的时候,会以为它是外在行为上的不作为。它与行为没有任何关系,它指的是你内在完全的不造作。

　　我们的内在,尤其是我们的头脑一直在造作。有所谓积极向上的造作,那就是很多激励大师们的市场了,不断地告诉你,我要努力,我要进取,我要成功,不断地自我催眠说,我是最棒的。如果我们没有在自己的内在找到那份充分的自信,说破天我是最棒的,也枉然。

　　头脑还有另一种方式的造作,那就是消极负面的造作,它会不断地给你在内在创造出各种各样的故事，说三道四、比较、竞争、制造恐惧、过度自大或过度自我贬抑等，而这些造作出来的故事、想法和念头又不断地制造出很多的情绪，让我们一刻也不得消停。

所有的这些造作，不是无为，而是"有为"。多年以前，我们对一个人的认可不是"成功人士"，而是"有为青年"。现代的社会价值倡导的"成功"其实就是要靠"有为"得来的。当整个社会都在称颂有为时，它就代表着一种共有的集体意识：我只有不停地努力才可以过上好的日子。于是，这里全都是我。个体的我与整体是割裂的，人们不相信有一个更大的智慧，更大的存在，会关照好我们的生命。我只有通过不停地做，才可以得到自己想要的。我们需要在这里停下来，好好去看看其中的问题。它潜藏着一个最基本的信念，就是"我是不安全的"。所有的努力、励志都是基于这个不安全的恐惧，所刺激的都是你的海底轮——对生存的需求。

可是，丰盛不是经由恐惧而创造的，虽然，恐惧有时候会给一些人带来很多财富，但经由恐惧得到的财富常常会给人带来更多的恐惧——怕失去、怕危险的恐惧，以及更加的不快乐。丰盛是内在之爱的显现，而爱就是信任。

无为是一种完全的信任，对自己更是对存在的信任。当你不断地探索到内在时，就会发现你就是生而圆满的，你会发现整个宇宙都是以爱在支持着、眷顾着、成就着你，仿佛一个多年在外的游子终于回到家长长地叹一口气，之后完全地放松下来。所以，当无条件的信任发生的时候，无为就发生了。

也请不要误解我的意思，在这里，我不是在说你从此就不需要工作，期盼天上掉馅饼。不是的，我说的无为是指你的内在，而在外在，你依然可以很努力地去工作,该干什么做干什么,只是,你会发现,当你内在处在完全的无为放松状态时,外在世界的平顺与成功也会来得越来越自然,很多时候,你就可以心想事成了。

前段时间阅读《零极限》,书的作者之一乔·维泰利也曾经是那本著名的《秘密》的作者,他通过教别人如何心想事成而功成名就。可是,乔·维泰利承认,当我们一味地强调如何在信念(也就是头脑)层面工作的时候,有时候这个方法是无效的。为什么会无效?为什么无法心想事成?很简单,因为你内在的信任还没有生起,对存在,对你内在的神性还没有生出无条件的信任,很多事情,仅凭你个人之力是不够的。

所以,如果下一次,你的内在又升起焦虑,升起担心,那就先停下来,深呼吸几下,问问自己,我信任自己吗?我信任存在吗?给自己几分钟的时间,进入那个无为的状态,把自己交给存在,交给神性,让它来接管……

《爱的功课》读者调查

感谢您参加本次读者调查活动，传真或邮寄此页（附购书小票）回编辑部，即可获得神秘礼品一份（数量有限，赠完为止）。参加此次活动者还将通过邮件不定期收到时尚生活编辑部最新出版信息，敬请期待！

Step1您的基本资料

姓名：_____ 性别：□女 □男

年龄：□20岁及以下 □20-30岁 □30-40岁 □40-50岁 □50-60岁

电话：_____ E-mail：_____

学历：□高中（含以下） □大学 □研究生（含以上）

职业：□学生 □教师 □公司职员 □机关 □事业单位 □媒体 □自由职业

Step2您对本书的评价

您从哪里得知本书的信息：

□书店 □报纸 □杂志 □电视 □网络 □亲友介绍 □工作坊 □瑜伽馆 □其他

读完这本书您觉得：

内容：□很吸引人 □还好 □枯燥（请说明原因）_____ □您的建议_____

封面设计：□够酷 □还好 □没注意 □不好(请说明原因)_____

□您的建议_____

价格：□偏低 □合适 □能接受 □偏高 □您的建议_____

Step3您的建议

您喜欢哪种类型的书籍：

□经管 □心理 □励志 □社会人文 □传记 □艺术 □文学 □保健 □漫画

□自然科学 其他_____(请补充)

您不喜欢哪种类型的书籍：

□经管 □心理 □励志 □社会人文 □传记 □艺术 □文学 □保健 □漫画

□自然科学 其他_____(请补充)

您给编辑的建议：_____

地址：北京市东城区东四12条21号 中国青年出版社时尚生活编辑部 404

邮编：100708